U0225907

医疗健康大数据治理

Big Data Governance in Healthcare

主　编　李　泉　兰　蓝
副主编　赵　飞　曾国军　殷　晋

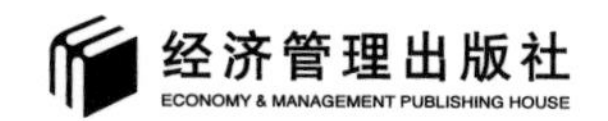

图书在版编目（CIP）数据

医疗健康大数据治理/李泉，兰蓝主编．—北京：经济管理出版社，2021.7（2022.11重印）
ISBN 978－7－5096－8131－2

Ⅰ.①医…　Ⅱ.①李…　②兰…　Ⅲ.①医疗卫生服务—数据管理—研究　Ⅳ.①R195

中国版本图书馆CIP数据核字(2021)第137575号

组稿编辑：梁植睿
责任编辑：梁植睿
责任印制：黄章平
责任校对：张晓燕

出版发行：经济管理出版社
（北京市海淀区北蜂窝8号中雅大厦A座11层　100038）
网　　址：www. E－mp. com. cn
电　　话：（010）51915602
印　　刷：唐山玺诚印务有限公司
经　　销：新华书店
开　　本：720mm×1000mm/16
印　　张：13
字　　数：160千字
版　　次：2021年7月第1版　　2022年11月第2次印刷
书　　号：ISBN 978－7－5096－8131－2
定　　价：78.00元

编写委员会

主　编： 李　泉　成都天府市民云服务有限公司

兰　蓝　四川大学华西医院

副主编： 赵　飞　国家卫生健康委统计信息中心

曾国军　四川大学华西医院

殷　晋　四川大学华西医院

编　委： 郭淑岩　国家卫生健康委医院管理研究所

苏建明　四川省卫生健康委员会

徐奎东　万达信息股份有限公司

高昭昇　广州市卫生健康技术鉴定和人才评价中心

张　群　中国电子技术标准化研究院

朱培嘉　四川大学华西医院

张　琴　四川大学华西医院

罗佳伟　四川大学华西医院

陈　曦　成都智信电子技术有限公司

前　言

全球范围内大数据发展迅猛。人类文明发展到今天，累计产生的数据量已逾越 ZB 级，并以每两年翻一番的速度增长（程学旗等，2016；Jee & Kim，2013）。据国际数据公司预测，到 2020 年全球将总共拥有 35ZB 数据量（李国杰、程学旗，2012），而下一波巨大的数据洪流很可能来自人类生物和生理数据。尤其是近十年来，全球范围数字化加速发展影响了社会的方方面面（Luna et al.，2014），人、机、物的三维度高度融合引发了数据规模爆炸式增长和数据模式的极端复杂化，人类迈进了社会化及网络化的大数据时代。人们不再局限于数据单一用途和价值，数据分析和利用的思维及方式发生了显著变化，甚至国家竞争力也已部分体现为一国拥有数据的规模、活性以及解释、利用数据的 IT 能力（程学旗等，2016），掌握和利用大数据的能力正在成为国家数字主权的体现。大数据作为“新财富”，价值堪比石油、黄金，它对各行各业正在产生革命性影响，大数据技术的兴起正完成对各传统领域的颠覆（程学旗等，2016）。

近十年来，国际顶级学术期刊也相继对大数据进行了专刊讨论，从信息技术、经济、管理、行业应用等各维度剖析海量数据所带来的挑战及应对（Buxton et al.，2008；Overpeck et al.，2011），研究认为大数据是无法在一定时间内用传统信息化手段对其内容进行抓取、管理和处理的数据集合，有效处理这些数据能够释放出巨大的潜在价值（Manyika et al.，2011），无论是学术界还是产业领域，大数据都已成为热门（梁吉业等，2016）。大数据分析技术被应用于各行各业，摩根士丹利的一份报告显示，在全球大数据增长最快的领域中医疗健康行业占据首位（李国杰、程学旗，2012），被用于处理医疗健康的复杂分析和决策支持（韩晶，2013；刘为勇，2017），这有望产生巨大的社会价值和经济价值。

我国医疗改革带来了区域医疗健康信息化高速发展。自中华人民共和国成立以来，我国医疗体系的变化迅速且复杂，先后经历了不少于四次的医疗改革（Yip & Hsiao，2014）。最近一次也是最有力度的改革始于2009年，其中“大力推进医药卫生信息化建设……加强信息标准化和公共服务信息平台建设”作为“新医改”中八项重要举措之一，被我国政府寄予厚望。作为对“新医改”的积极响应，原国家卫生部统计信息中心首次提出以“35212”工程为核心的卫生信息化五年发展规划，其重点是建设国家、省、市三层分级部署模式的区域卫生信息平台。

医疗卫生属于数据高度密集型的服务行业，医院信息管理系统（Hospital Information System，HIS）、电子病历系统（Electronic Medical Record，EMR）、电子健康档案系统（Electronic Health Records，EHR）、医嘱录入系统（Computerized Physician Order Entry，CPOE）、图像存档通信系统（Picture Archiving Communication System，PACS）、实验室信息系统（Laboratory Information Management System，LIS）等已经得到普及。此类核心运营式系统产生了海量医疗数据，数据存储量以几何数量级逐年增长（李岳峰，2015），一张普通CT影像数据约占150MB空间，而一张标准病理图片约占

5GB 空间（Barrett et al.，2013），单个医院数据体量可以达到 TB 级（颜延等，2014；李国栋，2013），甚至部分单体规模较大的三甲综合型医院数据量已超过 100TB（汪鹏等，2015）。以区域内所有医疗机构数据汇聚和互联互通为目标的区域卫生信息平台建设中所存储数据体量至少都是 PB 级，中国一个中等城市 50 年所积累的医疗卫生数据量至少能达到 10PB 级。大数据在提高医疗卫生服务质量、优化诊疗服务流程及降低医疗服务成本方面被认为潜力巨大（黄小龙，2017）。面向医疗卫生部门，大数据有潜力创造每年大约 3000 亿美元的价值，其中 2/3 是通过降低医疗支出来实现的。作为世界上最繁忙和最具创新性的医疗中心之一的美国克利夫兰诊所，认为大数据是近几年最大的医疗创新之一。

伴随大数据的蓬勃发展及区域医疗健康信息化推进，医疗卫生领域大数据应用诉求越来越强烈。在以往的信息化进程中，医学虽然是一个相对保守的领域，但在信息化浪潮不断冲击下，医院内局域网、临床数据中心各类服务器及存储等硬件设备，包括影像处理和应用、检验检查管理等在内的各类卫生医疗专业信息系统，甚至新近的移动医疗、物联网、云计算等都在该领域持续发酵和应用。在传统医学中产生了大量的医学数据，都散落在各级各类医疗卫生机构内。随着国内区域医疗健康信息化推进，原有以单个医疗单位为主体的独立建设已经开始向区域化、集成化的高级阶段进发（宋波等，2016），即从个体医疗卫生机构独立发展的机构信息化过渡到区域内跨机构整合发展的行业信息化，以卫健委主导的区域医疗健康信息化遍地开花，传统的医疗卫生数据实现了真正意义上的大集中。

社会的发展使医生在医疗活动中绝对权威和“家长式”的地位有所动摇，病人通过充分利用信息、网络及移动设备等进行自主健康信息消费，一定程度上改善了医患信息不对称的状况，并且积极地参与和介入医疗活动及自我健康管理过程中。伴随着个人健康监护设备的发展和商业模式的成熟，个人首次具备拥有远程持续监控每次心跳、每时每刻的血压读数、呼吸频率与深度、体温、血氧浓度、血糖、脑电波等所有生命指征的能力（闫军玲等，2013；孟小峰、慈祥，2013）。与此同时，社交网络如火如荼地发展，互联网上产生了大量的个人生活、活动、饮食、心理及心情等与个人健康有关联的海量原始数据。此时，我国的区域医疗健康信息化开始从区域内跨机构整合发展的行业信息化过渡到跨行业创新发展的社会信息化。传统医疗数据、个人监测实时生理数据及个人生活心理等社会行为数据，构成了无序、异构、海量的数据集合（Yan et al.，2013；迈尔-舍恩伯格、库克耶，2013；刘晓娟等，2013），它们作为医疗领域社会信息化进程中健康大数据的新成员（蔡佳慧等，2013），在实现首次直接、孤立的利用之后往往被存储在机房的某个角落，数据的二次利用、整合挖掘等极富意义的知识发现过程戛然而止。大量的数据涌入但又无法将数据有效地转化为信息和知识，是一个现实的、严重的但又被忽视的问题。

与其他领域相比，医疗健康领域虽然产生海量的数据，但是早期成熟的数据挖掘及近年来崛起的大数据方面的应用显得严重滞后，而为提高医疗健康水平，医疗健康界需要找到一个能够有效处理大数据的框架、方法并积极开拓应用，否则我国区域医疗健康信息化进程可能面临较大发展困境。

由于编者水平有限，书中可能存在不妥之处，恳请广大读者批评指正，以便再版时修正。

李　泉

2021 年 3 月

目　录

第1章 研究背景

1.1 国内外形势

1.1.1 国内形势

（1）我国的“新医改”带来了区域医疗健康信息化的全面发展。我国医疗卫生体系变化迅速且复杂，先后经历了不少于四次的医疗改革，最近一次也是最有力度的改革始于2009年，其中“大力推进医药卫生信息化建设……加强信息标准化和区域卫生信息平台建设”成为“新医改”中八项重要举措之一，从国家层面首次提出以“35212”工程为核心的卫生信息化五年发展规划，其重点是建设国家、省、市三层分级部署模式的区域卫生信息平台，以该平台建设为核心，我国的区域医疗健康信息化全面开启。在近十年的发展中，我国区域医疗健康信息化先后经历了个体医疗卫生机构独立发展的机构信息化和区域内跨机构整合发展的行业信息化两个阶段，伴随着大数据的渗入，开始向第三阶段——跨行业创新发展的社会信息化过渡，该阶段正显著受到大数据的影响。

（2）区域医疗健康信息化进入第三阶段，大数据带来了机会和挑战。伴随着国内区域医疗健康信息化的高速发展，海量的传统医疗数据汇聚形成，同时社交网络媒体及健康管理的蓬勃发展和多行业侵蚀，产生了巨量个人健康关联数据。这些结构化、半结构化及非结构化混杂在一起的医疗健康大数据，往往在实现首次直接、孤立的利用之后，被遗弃在机房的某个角落，数据的二次甚至多次利用、整合挖掘工作都没有继续，原始数据未能转化为有效信息或医疗卫生行业知识，越来越被人们重视的大数据的“价值”特征未能在真正意义上实现。虽然医疗健康领域的大数据在提高医疗卫生服务质量及降低医疗服务成本方面被认为潜力巨大，人们认为它能以有别于以往的视角审视医疗数据及其利用，并创造更大的业务价值，但新兴大数据的利用并非总是顺理成章的过程，它往往对数据的某个或某几个环节带来严峻挑战，比如新的非结构化数据出现使已有面向结构化数据的分析利用手段及工具失灵，大数据的分布式存储及大数据的分析利用等对患者带来新的隐私安全隐患等；传统的旧数据能力会部分或全部失效，而新的数据能力也不会自然获得；医疗健康领域的大数据能力的欠缺和现实中医疗健康行业发展的强烈诉求交织在一起，区域医疗健康信息化发展面临困难。

（3）通过引入行业大数据治理来化解挑战并把握机会。为解决上述困难，国内一些省份的卫健委自发开展了一些应对大数据的治理措施，但相互之间互通和借鉴很少，各类治理比较分散且不成体系，不能做到横向的复用和纵向的自上而下的指导，迄今为止也没有专门的研究针对上述实践活动进行归纳总结。国内往往将区域医疗健康信息化与大数据治理分开研究，不能在相关问题上给我们提供全面的理论分析，同时区域医疗健康信息化实践鲜活，国内的纯理论研究不能对行业提供有针对性的、有经验的、可落地的具体实践指导。对于新兴的大数据，如何主动拥抱和合理利用，形成大数据能力，确保区域医疗健康信息化可持续发展，最终实现医疗健康业务价值，是本书的聚焦点。我们认为解决上述问题需要引入大数据治理，则问题可以进一步细化为：已有学术研究及行业实践所沉淀的数据治理成果如何复用；国内各省份为应对大数据而采取的治理措施具体有哪些；具备医疗健康行业特色的大数据治理框架如何设计；该框架应该包括哪些元素；元素如何获得；元素间具有什么逻辑关系；框架如何进行具体的实践指导和落地等。

1.1.2　国际形势

在世界范围内，大数据应用变得炙手可热，各国竞相出台政策并发力，期望抢占战略先机，而在全球大数据增长最快的领域中医疗健康行业占据首位。通过复杂的计算和分析，将看似毫无意义、千差万别的医学数据转化为有价值的分析结果。这些成果为治疗危重疾病和预防灾难性疫情提供了新的希望。另外，医疗健康数据非常敏感，涉及个人隐私。这样的大数据如果管理不当，很容易被滥用，因此，应该特别注意数据操作的每一个阶段，确保医疗健康数据得到正确有效的利用。在获取大量医疗健康数据的便利性和安全性之间取得平衡方面，所有利益相关者必须紧密合作，建立医疗健康数据分析的治理框架（Tse et al.，2018）。虽然国外也有研究讨论如何优化和复用数据治理成果，比如数据治理框架，但针对医疗健康行业的研究并不深入。

医疗健康数据被普遍认为是敏感的和机密的（Rumbold & Pierscionek，2018）。在大数据范式下，隐私和安全面临新的挑战，需要新的政策、技术和工具来保护隐私。自2012年以来，大数据时代隐私和安全方面的出版物数量在过去几年中呈指数级增长。这意味着大数据对隐私和安全的研究和发展具有重大影响。Leslie（2019）定义了人工智能（Artificial Intelligence，AI）伦理，它是一套价值观、原则和技术，这些价值观、原则和技术采用广泛接受的是非标准来指导AI技术开发和使用中的伦理行为，并建立基于流程的治理框架，其中工作流程需要三个要素：保持强大的专业和机构透明度制度；有一个清晰易用的基于流程的治理框架（Process-Based Governance，PBG）；通过强有力的活动在PBG框架中建立一个定义明确的可审计性的跟踪，以数字方式合并到进程日志中的日志记录协议。

收集和处理患者数据，引发了新的伦理问题，涉及患者的权利、社会正义和对公共机构的信任。Dorey等（2018）通过半结构化访谈相关的医疗专业人员、监管机构和决策者，深入了解可能的伦理风险和相应的义务，以期获得使瑞士患者和公民参与其健康相关大数据的治理更合作的方法。伴随AI在医疗健康中应用而出现的关键伦理问题包括基于AI的系统所做决策的责任和透明度、算法偏差引起的群体伤害的可能性以及临床医生的专业角色和诚信。这些担忧必须与利用AI更高、更精确的计算能力，通过更有效的医疗健康系统创造公共利益的必要性相平衡，Lysaght等（2019）分析了AI辅助决策支持研究中的病人利益和公众利益的平衡。精准医学使用有关的生物（包括基因）、医学、行为和环境信息来进一步个性化人们的医疗健康。这可以更好地预测一个人的疾病风险，但也提出了与利益平衡、匿名化的可行性、家庭和群体影响以及基因歧视有关的伦理问题。Xafis等（2019）从公共利益、正义、危害最小化、透明性、参与性和自反性的价值观出发分析了基因组数据的伦理问题。

规划新的数据分享需要仔细评估，以权衡所需资源和潜在的总体效益。Rivera等（2020）从研究目标和依据、数据质量和完整性、联动过程、数据所有权，以及治理和联动增值五个重点领域来进行数据分享的可行性评价。在这些关键领域内，制定了在启动之前应考虑的建议，以评估分享是否适合实现研究目标、评估源数据完整性和人口覆盖率，并确保明确的数据治理标准和保护。公私合作伙伴关系（Public－Private Partnerships，PPPs）的建立是为了专门利用医疗健康领域大数据的潜力，可以包括跨数据链工作的伙伴，生产医疗数据、分析数据、使用研究结果或从数据中创造价值。Ballantyne和Stewart（2019）分析了公共部门和私营部门的合作伙伴在共享、分析和使用生物医学大数据方面所面临的挑战，PPPs面临在社会许可范围内工作、公众对公共部门卫生数据商业化的反感以及数据和由此产生的任何知识产权或产品的所有权问题共三个具体挑战，并通过英国国家卫生服务局（National Health Service，NHS）向谷歌的AI项目提供患者数据，以开发肾脏疾病诊断应用程序的案例说明涉及生物医学大数据的PPPs的伦理治理。Winter和Davidson（2019）通过对NHS和谷歌的AI项目之间存在争议的公私合作关系的案例，研究了当个人健康数据流入新的使用环境时，如何调整数据治理形式，以解决环境完整性问题。金惠珍和李明浩（김혜진 & 이명호，2020）介绍韩国医疗健康大数据利用水平较差，隐私安全和共享存在问题，认为完善符合医疗大数据安全性和可用性的监管体系以及建立大数据治理是必要的。尽管医疗健康大数据在加速发展方面有着巨大的前景，但数据的使用带来了许多挑战，包括需要足够的计算基础设施和安全的数据共享和访问过程。Cuggia和Combes（2019）通过全球方法和目标、用例、治理和组织、技术方面和互操作性，以及数据隐私访问/数据治理等标准分

析比较了法国卫生数据中心倡议（Health Data Hub，HDH）和德国医学信息倡议（Medical Informatics Initiatives，MII）。法国和德国的项目目标相同，但方法不同，两个项目可以相互受益，并可扩大到欧洲联盟其他国家。

关键的理想数据集属性是数据应该是可查找的、可访问的、可互操作的和可重用的。Deshpande 等（2019）介绍并描述了一个抽象的框架来模拟这些理想的目标，这是支持数据驱动研究的一个步骤，并开发了一个在框架上实例化的系统，称为数据集成和索引系统（Data Integration and Indexing System，DIIS），该系统提供了一个集成模型，用于在全球范围内提供医疗健康数据，描述数据生产者、数据管理者和数据代理在实现共享生物医学数据的公平目标方面面临的挑战。

基于上述问题提出，如图 1.1 所示，归纳本书的核心问题：大数据时代如何实现我国区域医疗健康信息化可持续发展。该问题可进一步拆解为：①如何既解决发展过程中遗留的问题，又应对大数据带来的新问题；②如何具备医疗健康大数据能力；③如何实现医疗健康大数据业务价值。

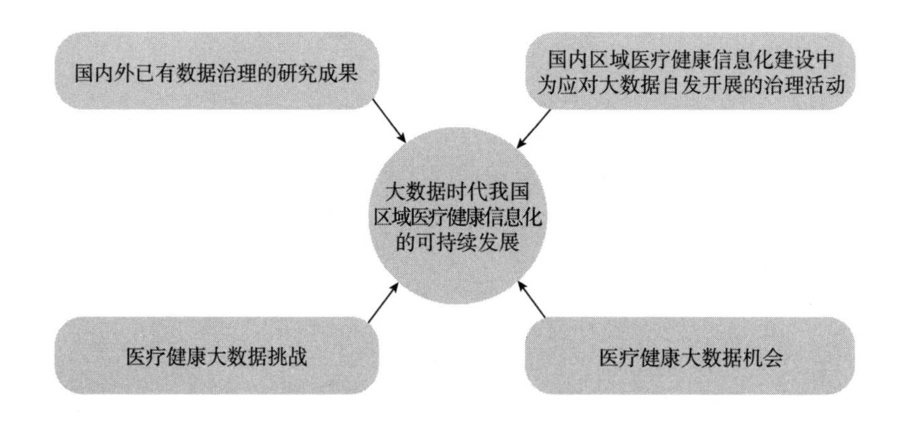

图 1.1　本书的核心问题

1.2　研究目标及意义

基于大数据对我国区域医疗健康信息化带来的巨大挑战，如何获得医疗健康大数据能力，以实现区域医疗健康信息化可持续发展及大数据业务价值，成为本书的核心研究问题。为解决上述问题，确立本书两个主要研究目标：一是构建体系化的医疗健康大数据治理框架，二是匹配该治理框架实施及落地的指导性方法论。前者确保获得整体的大数据能力，应对大数据对区域医疗健康信息化带来的挑战，促进国内区域医疗健康信息化可持续发展；后者指导治理框架具备可操作性及普适价值，把握大数据对区域医疗健康信息化带来的机会，实现医疗健康大数据的业务价值。除了上述两个主要研究目标之外，其他伴随研究目标包括：从实践和理论双重视角，对区域医疗健康信息化进程形成清晰认知，准确了解我国当前已有大数据治理实践活动情况，同时形成医疗健康大数据治理的关键理论点，为后续研究提供理论依据和支撑。

对医疗健康大数据的研究作为信息管理、公共管理、数据科学与卫生统计的交叉研究领域，属于综合、前瞻、宏观的研究命题范畴，兼有自然科学及社会学科属性。目前国内的大数据与行业结合的宏观性研究处于空白地带，上述研究目标得以实现后，将对我国区域医疗健康信息化具有显著理论提升及实践指导意义。大数据已成为全球信息化新一轮浪潮，结合我国正在推进的“新医改”，在我国医疗健康领域设计并实施大数据治理，有助于规范和引导我国区域医疗健康信息化在大数据时代实现跨越式发展，并在国际上占据领先地位，具有积极的战略意义和良好的社会效益预期；同时，方法论层面的研究和完善，能够为大数据的应用提供更高效率的工具和手段，将推动国家大数据战略规划更快落地。

大数据在互联网公司具备良好的商业应用和模式，政府部门也在关注并积极引入大数据。作为对IT技术敏感度不高的医疗健康行业，大数据技术的引入和应用相对滞后，但其发展势头却非常强劲。选择医疗健康行业进行大数据治理研究，具有显著行业推进价值：将研究内容和成果具体化，实现带有行业特色的大数据治理方法论，而不是抽象地面对所有行业的大数据治理研究，有助于在大数据时代，率先推动大数据在医疗健康领域的重点发展。

分析我国“十二五”医疗卫生发展规划，可以发现：其核心在于“实现增量”，重点要解决医疗卫生资源数量和可及性，相关卫生政策的出台和其卫生信息化的发展都围绕此核心展开。进一步研究我国最新发布的《全国医疗卫生服务体系规划纲要（2015—2020）》，可以发现，其核心在于“盘活存量”，重点要调整医疗卫生资源结构，提升质量和绩效是首要关注点，为此在其中首次专门提出了信息资源配置的相关内容，明确提出了“推动健康大数据的应用，逐步转变服务模式，提高服务能力和管理水平”的政策要求。在医疗健康数字化进程中，发达国家占据了一定优势，尤其是在数据质量、隐私保护、标准规范及运营模式方面。但在过去五年中，我国区域医疗健康信息化得到了有力、有效的推进。推进信息化发展，开展大数据治理，为医疗健康领域大数据业务价值实现和释放提供了更多可能性。

但是我们也应该看到，在传统的医疗卫生信息化进程中，海量医疗健康大数据实现了汇聚，但是有效利用大数据的能力明显不足。一些区域认识到问题并开展了自发性治理行动，但效果非常有限。无论是要应对“十四五”时期医疗卫生服务发展的需求，还是要解决“十三五”期间我国区域医疗健康信息化发展中累积的遗留问题，医疗健康大数据治理都具有显著价值和意义。

1.3　主要研究内容和结构安排

1.3.1　主要研究内容

基于上述研究问题，本书确定以下三部分研究内容：

（1）区域医疗健康信息化相关理论研究及实践分析。区域医疗健康信息化定义及国内外对比；医疗健康大数据特征、类型及定义；大数据治理定义及大数据治理时机选择；我国区域医疗健康信息化建设现状、发展进程、存在的核心问题，以及国内已有的相关大数据治理活动归纳。

（2）开展医疗健康大数据治理框架设计。医疗健康大数据治理框架的初始元素获得，包括文献研究所得学术观点以及国内已有的相关大数据治理活动归纳所得；研究专家咨询及解释结构模型方法应用，设计得出医疗健康大数据治理框架，明确入选框架的元素、元素间逻辑关系及框架内部分层等。

（3）医疗健康大数据治理框架实施和落地的方法论匹配。基于设计所得框架，按照框架内部分层，为所有入选元素分别拆解论述，聚焦在认知、准则、工具、模型及示例等方法论，确保大数据治理框架实施和落地的行业指导和可操作性。

特别说明：①大数据技术本身不是本书的研究重点，大数据在获取、存储、搜索、共享和分析中遇到的纯技术类难题不在本书研究范围内。②因医疗健康行业的政府部门近十年来发生了几次机构整合，名称从卫生部/卫生局，变为卫计委/卫计局，最后变为卫健委/卫健局，所以本书中如有上述不同称谓，都指向医疗健康行业的政府部门；业务部门进行整合变化，信息化也随之发生称谓变化，对于“区域卫生信息化”“区域人口健康信息化”“全民健康信息化”等，本书统称为“区域医疗健康信息化”；大数据的到来，产生了“医疗大数据”“卫生大数据”“人口大数据”“健康医疗大数据”等，本书统称为“医疗健康大数据”。

1.3.2 结构安排

上述三部分研究内容，分散在本书的第1章至第6章内：第1~2章对应“区域医疗健康信息化相关理论研究及实践分析”；第3章对应“开展医疗健康大数据治理框架设计”；第4~6章对应“医疗健康大数据治理框架实施和落地的方法论匹配”，第4~6章是并行关系，分别代表了第3章设计所得的治理框架内的三个维度。具体安排如下：

第1章从实践和理论两个方面阐述研究背景，总结大数据对当前区域医疗健康信息化带来的挑战，以提炼研究问题、研究内容，并归纳研究方法、技术路线、研究目标及意义。

第2章对研究密切相关的主要概念进行辨析，界定研究对象，论证大数据治理时机选择，归纳我国区域医疗健康信息化建设实践。

第3章基于第2章研究成果，从理论及实践两个角度提炼大数据治理的初始元素，应用专家咨询及解释结构模型进行医疗健康大数据治理框架设计，提出三个维度治理。

第 4 章着重对第一个维度——“医疗健康大数据全生命周期治理”进行阐述，分别从医疗健康大数据组织、医疗健康大数据采集、医疗健康大数据存储、医疗健康大数据处理分析、医疗健康大数据应用五个方面进行方法论拆解论述。

第 5 章着重对第二个维度——“医疗健康大数据行业内部治理”进行阐述，分别从“医疗健康大数据资源规划”“医疗健康大数据标准体系”“医疗健康大数据隐私安全保护”三个方面进行方法论拆解论述。

第 6 章着重对第三个维度——“医疗健康大数据社会环境治理”进行阐述，分别从“大数据战略规划”“大数据开放交易”“大数据产业扶持”“大数据法律法规”四个方面进行方法论拆解论述。

第2章

主要概念界定及实践

2.1 关于区域医疗健康信息化

2.1.1 区域医疗健康信息化

近十年来，全球信息化加速发展，并向各行各业渗透。世界卫生组织一份报告显示：2008年以来全球有超过20个发展中国家处于实施数字化医疗战略推进中。中国在对计划生育和医疗卫生业务进行全国性的机构合并之后，信息技术与新业务领域相结合的一切行为都被统称为区域医疗健康信息化。进行国内外对比后发现，与区域医疗健康信息化相关的概念包括：区域卫生信息网（Regional Health Information Networks，RHIN/RHINs）、区域卫生信息组织（Regional Health Information Organizations，RHIO/RHIOs）以及卫生信息共享（Health Information Exchange，HIE）（林丽、邹长青，2012）。

RHIN 将分散在区域内的不同医疗资源连接起来，面向卫生管理者提供科学管理和科学决策支持，面向卫生服务人员提供及时的健康信息以支持高质量的医疗卫生服务，面向居民能够提供个人健康资料并促使享受跨地区、跨机构的医疗卫生服务（王艳军，2017）。RHIO 概念由第一任美国国家卫生信息技术协调官提出：将特定区域范围内的卫生服务单位（各类医院、私人诊所、第三方诊断中心等）召集起来并管理、协调成员间的 HIE 以提高地区医疗健康水平的平台。HIE 是完成不同医疗卫生机构间患者的电子化信息共享的一个过程。RHIO 是负责召集区域内各级医疗卫生机构，管理和协调机构间 HIE 的组织，主要负责设计和管理区域医疗健康信息化相关的建设和经营，可以是地区或州级，也可以是医院、医师、独立实验室等之间形成的联盟组织，目标都在于促进 HIE。HIE 与 RHIO 紧密联系，常常被互通使用，学术研究中 HIE 通常也指向 RHIO，而 RHIN 则是相对具体的技术维度概念。美国的“区域医疗健康信息化”往往作为一个运营组织概念而非单纯信息技术概念，其初始动因在于 HIE，其首要目标在于提高医疗质量和提升治疗安全性。

整体来看，世界上对“区域医疗健康信息化”的内涵认知较为一致，各国也趋向于认为区域医疗健康信息化具有公共服务属性（Phillips & Welch，2007；Watson，2008；Zhu & Protti，2009）。我国区域医疗健康信息化是一个地域与行业交叉的概念（王艳军，2017），区域包括国家、省级、市级、区县级，医疗健康的外延是包括并超出了临床和公共卫生的广义大健康。具体来讲，区域医疗健康信息化是指以区域为基本单元，在统一的区域卫生信息资源规划和数据标准化基础上，围绕居民电子健康档案开展区域医疗健康信息平台及平台应用建设的一个过程，目的是实现区域内各级各类医疗卫生机构之间的互联互通及区域性健康应用，拓展医疗卫生服务范围，降低医疗服务成本，改善卫生服务质量，提高居民健康水平。本书将国内的区域卫生信息化、区域人口健康信息化、区域健康医疗信息化等既有提法与区域医疗健康信息化等同视之。

2.1.2 国内外异同对比

作为区域医疗健康信息化领域“领头羊”的美国，采用了分级实施策略，即各主体（联邦、州和地区）承担不同建设角色。国家层面强调顶层设计，早在2009年已从政策和管理、标准和革新、产品和操作三个方面进行了设计；州级别的建设实体是州指定实体（State Designated Entity，SDE），优先确保HIE服务于公众利益，充当国家与地方的桥梁，积极与联邦的HIE政策、技术、标准框架等作衔接；地区级别上，主要是建设RHIO并实现数据交换和共享。

总体来看，美国国家层面将其工作重心集中在相关卫生信息政策的协调、隐私与安全保护、标准开发、产品认证和示范项目上，而卫生信息网络和HIE的规划、建设和运营则留给州、区域、地方的RHIO去完成（刘月星等，2014）。如表2.1所示，美国研究机构将RHIO发展划分为七个阶段（刘月星等，2014），各阶段涉及的核心问题和利益相关方都有大量研究出现，如支持互操作性的标准、合理商业模式调动多方参与、财务上长期运营支持、对医疗卫生行业作用及收益分析等。进入第5～7阶段并建立起技术、经营和法律框架，同时已投入运营的RHIO数量在2011年已接近90个。

表2.1 美国RHIO七阶段论

所处阶段	阶段定义
阶段1	利益相关方意识到价值
阶段2	着手准备，比如定期的相关方协调会；明确目标及规划；确定资金来源，建立牵头组织

续表

所处阶段	阶段定义
阶段 3	将规划、目标细化为建设及经营方案；细化需求并落实资金
阶段 4	进入实施阶段，包括技术、资金、业务和法律等方面
阶段 5	全面运营的 RHIO；参与方实质性进行数据交换及共享
阶段 6	全面运营的 RHIO；参与方共享的数据具备自给自足经营能力
阶段 7	组织扩展，组织成员数超过项目最初参与方

资料来源：许怀湘．美国区域卫生信息化、国家卫生信息网和医疗改革［J］．中国数字医学，2009，4（9）：87－88.

同时，美国 RHIO 在技术架构上分为大集中、分散式和病历银行三种模式（许怀湘，2009）。大集中模式满足机构少、差异小、流量低、资金富裕的地区。分散式模式仅统一数据共享政策、标准和协议，信息化仍然分散建设，该模式满足了建设经费有限并且对网络实时性要求不高的地区。在实施过程中，区域内各医疗机构的业务和信息化差距的大小是制约集中式模式的首要因素。而病历银行模式是集中患者病历，医院、患者及管理者依据自身权限来查阅、存取或修改患者专用账户的医疗信息。在实际建设中，多数区域会采用混合模式以应对不同需求（苏锦梅、郭平，2007），比如佛罗里达州及印第安纳州。

与美国 RHIO 技术架构类似，我国的区域医疗健康信息化建设，在区县级一般都采用集中式，在地市级及省级基本采用混合式（混合式模式下平台中心端主要提供病人主索引服务和记录定位服务），部分地市级平台建设通过虚拟区级平台的方式也实现了整体上的集中式建设。结合美国 RHIO 七阶段划分、厦门市区域医疗健康平台多年建设实践，孙卫（2013）提出了我国区域医疗健康平台七个层次功能分级。目前国内区域医疗健康信息化建设项目大多处于中低级阶段，系统间互联互通初步实现，但数据的深度利用存在很大困难，大多已经汇聚了海量异构医疗健康大数据，传统的数据分析及利用能力正逐步失效，而新的大数据利用需求虽然出现但对应能力却尚未形成。

2.2 关于医疗健康大数据

2.2.1 大数据

1998 年《科学》杂志上刊登了《大数据的处理程序》文章，首创使用"Big Data"，2008 年《自然》杂志出版了"Big Data"专刊（王乾，2015）。进一步聚焦大数据理论研究，我们发现大数据内涵和外延不断在丰富，历经两个阶段。

第一阶段，早期研究者对于大数据单纯"强调大"和"超出传统数据处理能力"(李国杰、程学旗，2012；Gantz & Reinsel，2011；Hilbert & Lopez，2011)。接着 IBM 提出了备受关注的"3V"概念：巨量化（Volume）、多样化（Variety）和快速化（Velocity）。随后人们发现数据丰富但信息匮乏，即快速增长的海量信息已远远超出人们的理解能力，大数据从惊喜变为困惑。

第二阶段，研究者开始跳出数据本身并加入了分析视角认知，大数据被认为是寻求知识萃取并将其转化为商业优势的智能化活动（McAfee et al.，2012），第四个"V"（Value）被提出并被广泛接受（谭磊，2013）：大数据作为组织的战略性资产并具有潜在价值属性（Manyika et al.，2011），能够给组织或行业核心业务带来直接或间接价值（张绍华等，2016），为挖掘隐藏的业务价值提供可能性和途径（李升阳，2015）。至此，众多研究者和实践者都认为大数据实质是其新用途和新见解，而非数据本身（冯芷艳等，2013）。

经过上述两个阶段的演化及丰富，大数据已被视为混合概念，作为一种新范式，它涵盖了技术、管理及实践等诸多内涵，有别于以往视角来审视数据及其利用，一系列新技术被用于大数据价值“提纯”，而这些运用传统技术则不可能做到（Bourne，2014）。从信息工程理论来看，信息科技一般最低具有三项基础能力：信息处理、信息存储及信息传递，而从实践或工具角度来看，大数据的诞生是近十几年来信息科技发展的必要结果。与大数据有交集或为其发展做出重要贡献的技术元素有：互联网、云计算、物联网、社交网络、移动终端、数据挖掘及统计分析等。

互联网把每个人桌面上的终端电脑连接起来，成为人们获取各类数据的首要渠道，营造了人类的数字化生活，同时移动互联网让医疗服务由单纯的院内延伸到院外、由线下拓展至线上。云计算是互联网发展下的一种新型商业模式，其核心观点是传统 IT 资源（计算、存储及网络等），能动态、可伸缩、被虚拟化且以服务的形式提供，再一次改变了数据的存储和访问方式（刘鑫，2014），客观上为大数据的诞生准备了必备的存储空间和访问渠道。大数据的特征决定了采用分布式架构的必然性，而云计算在某种程度上是分布式架构的代名词，云计算为大数据价值实现提供了技术手段，大数据为云计算提供了实践的土壤。事实上，大数据分析能力往往依赖于云计算技术，比如当前最受欢迎的 MapReduce 框架。而物联网倡导物物相连和人机交互，其实质是传感器技术进步的产物，各类传感设备不间断地产生大量数据，成为大数据的重要数据来源之一。社交网络是互联网发展到一定阶段的产物，它把真实的人类社会人际关系映射到互联网空间，为大数据带来一类最具活力的数据类型——人类的喜好和偏爱，以个人为节点的鲜活数据集合为大数据提供了各类关联分析的基础。

近年来，以智能手机和平板电脑为代表的移动终端的出货量和保有量已经超过传统台式电脑和笔记本电脑，它们的普及给大数据带来了丰富鲜活的生活数据。数据挖掘是指对数据进行必要处理，并从数据中获取有用信息和发现知识的过程，它与传统的数据分析的本质区别是它在无假设前提下进行信息挖掘和知识发现，往往具有有效性、未知性及实用性，所处理的数据量更大、数据类型更丰富。以往数据挖掘所积累的 IT 能力，经过发展和提升后，在大数据时代能够处理更复杂、多维度的数据。同时我们发现与传统统计分析相比较，大数据可以分析更多的数据，有时候甚至可以处理与某个特别现象相关的所有数据，不再依赖于随机采样，样本就是全体，同时大数据不过多关注精准度，允许一定程度的错误和模糊，而且大数据更多探寻相关关系而非因果关系（迈尔-舍恩伯格、库克耶，2013），“知道是什么”比“探究为什么”往往更受关注。

大数据有别于传统数据的根本之处归纳为：大数据能够对不同结构、多个来源的数据进行集成和融合，并进行标准化归类与分布式存储，进一步使用多元异构分析技术进行反复挖掘，针对相对模糊的业务需求提取出有价值内容或发现规律，并通过恰当形式展现在用户面前（黄小龙，2017；乐云等，2015）。

2.2.2　医疗健康大数据特征

相对于新兴互联网企业 BAT 等 PB 级数据量，目前多数医疗卫生机构沉淀的结构化数据的量级仅达到 TB 级。不同行业数据的体量和类型存在差异，但研究也显示出有共性的一面，比如往往仅有 20% 左右属于核心的结构化数据，80% 的数据来自（或至少相关）社交网络、物联网、电子商务等领域的非结构化数据（刘智慧、张泉灵，2014）。美国的一项调查显示：在居民电子健康档案中，只有不到 15% 的数据以结构化形式存在。作为大数据在医疗行业中的应用，医疗健康大数据同样具备大数据通用 4V 特征。另外，赵国屏（2016）归纳了五态：量态（容量大）、动态（快速性）、状态（类型多样）、质态（真实性）、价态（价值密度低）。

（1）大量化（Volume）。医疗健康领域数据来源广泛，包括各级各类医疗卫生机构的临床数据及公共卫生数据，以及一般采用国家及各省份统一建设的计划生育信息系统中蕴含的人口数据，医疗机构病历保存需 15 ~ 30 年（《医疗机构管理条例实施细则》第五十三条规定），临床的存量数据体量巨大，平均单个 CT 影像约含有 150MB 数据，平均单个标准病理图接近 5GB，对于一个样本的人体基因组和转录组测序数据量会分别超过 100GB 和 30GB（赵国屏，2016）；同时国内区域卫生信息平台的建设，以地级市甚至全省为单位的医疗卫生业务及管理数据大集中，还有可以预见的社交网络及个人家庭监护等产生的个性化健康相关数据等。

（2）快速化（Velocity）。临床医疗服务随时发生，公共卫生中急救、疾病监测等业务实时要求很高，产生大量在线或实时数据分析处理的需求；健康物联网，便携式、可穿戴医疗设备等，能实时产生个人动态体征数据，医疗健康数据无时无刻不在生产、存储、共享及利用。

（3）多样化（Variety）。医疗数据通常会包含各种结构化数据表（记录型的 EMR）、非（半）结构化文本文档（XML 和叙述文本）、卫生统计报表、DICOM 格式的医学影像及报告、检验报告、新型组学数据等多样化数据存储。一方面，虽然存在国际、国家及行业标准，但标准执行程度不一及内部使用的非开放态度等造成同样的数据在不同数据来源机构的存在形式的差异；另一方面，非（半）结构化数据的增长速率有超过传统的结构化数据增长速率趋势，随着个人化医疗的兴起、居家监护设备的普及和社交网络的持续发展，医疗健康领域的非（半）结构化数据增量非常显著。

（4）更高价值（Value）。医疗健康数据事关国家计划生育政策落实及人口发展等战略执行，临床诊疗等健康数据与人的生老病死息息相关，医疗健康数据首次利用获得的价值已广为接受，但其潜在知识或隐性价值的挖掘将更有价值；几百兆影像数据，有用信息可能仅有几个片段；居家可穿戴式设备天天记录个人的生命体征等数据，可用的数据可能仅仅是某一天某台设备记录的一个信号，健康领域大数据仍然具备价值密度低的属性。

除了上述4V特征外，医疗健康卫生大数据还具备以下自身行业特征：

（1）时序性。疾病或健康状况是不断动态变化和发展的，疾病治疗往往需要过程，医疗健康大数据往往伴随着时间、位置、患病史、环境等时空数据，如医学检查的波形信号（心电、脑电等）和图像信号（MRI、CT等）属于时间函数，都具有时效性；同时随着社会老龄化的加剧，慢性病在疾病谱中逐步居于主要地位，慢性病带来的时序数据在整个区域医疗卫生大数据中所占比例也在提高。

（2）高度专业性。医疗健康数据业务性强、专业度高、数据变量多且对其解释不易，特别是一些临床检测数据，包含大量与疾病相关的属性变量。专业性强导致传统的数据挖掘技术在该领域相对缺失，数据背后所隐藏的新知识的发现相对其他行业来讲存在滞后；高度专业性还造成大数据深度应用存在门槛，往往需要经过语义化处理，比如在医疗数据存储时要加入语义标签，并按照特定的元数据将文档拆分，避免为提取少量信息而不得不解析全部文档。

（3）多源性。医疗健康领域部门组织众多，业务条线复杂。与其他行业相比，目前医疗健康大数据价值最高、比例最大的数据来源是各类政府属性的业务系统，比如医院信息系统类（HIS、CIS、LIS、RIS、PACS、EMR 等）、公共卫生系统类（疾控、妇幼、卫监、120、血液、精防等）、基层卫生系统类（电子健康档案、基层医疗服务、慢病管理、康复、计划生育等）；多源也往往带来多态，使数据标准的统一程度低，给大数据的利用造成困难。

（4）更高隐私保护要求（颜延等，2014）。已往临床数据往往以相对正式、结构化形式存在，含有大量患者个人隐私数据。而新增加的健康大数据含有较多非正式性质的数据，该类数据比例逐步增大，过往建立的隐私保护措施在处理非正式数据方面存在困难，比如随着在线问诊等互联网医疗兴起，个人诊疗等隐私信息在互联网及社交平台上泄露的风险更高、泄露后造成的社会影响更大。

2.2.3　医疗健康大数据类型及定义

（1）按照大数据使用权限及应用范围划分：私有大数据、公有大数据以及混合大数据。私有大数据是基于安全、保密或业务需要，仅能由特定医疗机构、特定卫生管理机构或个人使用的大数据，比如院内电子病历主观部分属于医院管理和使用，区域卫生信息平台往往不对该私有大数据进行采集和对公使用；公有大数据可供共享，比如为医疗机构协作及临床科研提供的数据共享，以及卫健委提供的医疗卫生数据资源目录用以政府部门间数据开放共享等；混合大数据介于私有大数据与公有大数据之间，通过授权、脱敏、转换、购买或转让方式在私有大数据与公有大数据之间转换，比如贵阳大数据交易所中用以商业化交易的医疗健康大数据。

（2）按照大数据的结构化程度划分：结构化数据、半结构化数据或非结构化数据。数据结构化程度与标准规范、数据属性都有一定关联，不同结构化程度的医疗健康大数据的使用代价和效果也不同。从结构化程度来看，院内数据高于公共卫生数据，公共卫生数据高于企业数据。结构化数据往往是规范化数据，半结构化数据或非结构化数据往往是非规范化数据。规范化数据与非规范化数据是相对的，符合某项或几项标准的数据相对于该项标准是规范化的，而在标准所限定的范围外使用可能又变成非规范化数据，比如遵循了北京电子病历地方性标准的规范性文档在上海市可能又成为非规范性文档。随着国家级医疗卫生数据标准及规范的全国普及，医疗健康大数据结构化程度在逐步提高。在医疗健康领域，数据属性往往分为关系型数据库数据、非关系型数据库数据、文档类数据、音像类数据等，其中关系型数据库数据结构化往往高于非关系型数据库数据，文档类数据结构化往往高于音像类数据，而音像类数据中符合 DICOM 格式的医学影像数据结构化又显著高于音频等流媒化数据。

（3）按照大数据来源划分。2016 年国务院办公厅发布《关于促进和规范健康医疗大数据应用发展的指导意见》提及四类大数据：卫生行业治理大数据、公共卫生类大数据、临床与科研类大数据以及健康管理类大数据。结合其他学者医疗健康大数据来源划分（Cyranoski，2016），本书将大数据来源划分为：传统医疗卫生数据、组学数据、自我量化数据、新型社交媒体数据、外部参考数据。如图 2.1 所示，传统医学模式正在向未来医学模式发展，传统医学实质是一种群体医学，在医疗过程中，诊断决策往往依靠建立在以往群体所获得经验之上，进行有限的“针对性”治疗，即使建立了诸如循证医学及临床路径等理念和临床管理手段，仍然未做到真正的个性化治疗。未来医学则倡导个人化模式，医生根据患者的日常个体健康监护信息、社交媒体信息［有研究表明：8.5%的英语推特信息与疾病有关，16.6%与健康有关（Hansen et al.，2014）］和已知的个人基因序列信息做出医疗决定，利用数字信息进行个性化诊疗，而患者也会更多地依赖于远程监护，住院或面对面的门诊模式将逐渐消失。

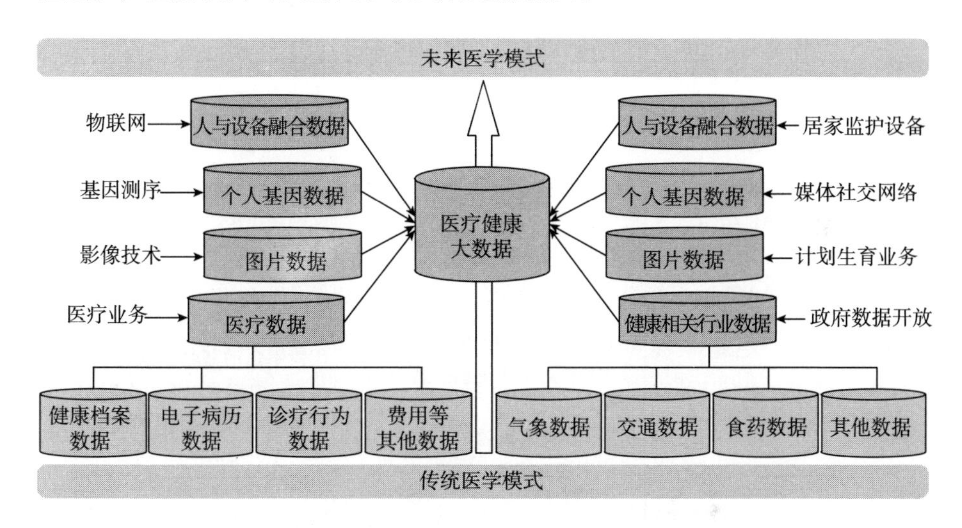

图2.1　基于医学模式演变的医疗健康大数据来源变迁

由传统医学到未来医学的颠覆过程，体现了医疗健康的数字化、行为心理的客观化、社交网络的真实化、社会环境的人性化、自然环境的智慧化，它塑造了医疗健康大数据来源三阶段变化：运营式系统阶段、感知式系统阶段、用户原创内容阶段，分别拥有不同的数据使用场景（Hansen et al.，2014），如表2.2所示。

表2.2　医疗健康大数据来源及场景

来源阶段	数据类型	医疗健康领域使用	场景举例
运营式系统阶段	传统医疗卫生数据（医患交互数据、医疗卫生机构运营管理、医保等数据）	①医院业务开展 ②公共卫生业务开展 ③基层卫生业务开展 ④区域医疗健康信息化业务	①医院就诊 ②卫生应急指挥 ③基层业务开展 ④卫健委监管及决策支撑

续表

来源阶段	数据类型	医疗健康领域使用	场景举例
感知式系统阶段	自我量化数据（大众的自我健康管理、互联网医疗咨询、疾病穿戴设备监测等个体数据）	①应用于个体或团队的信号和行为的自我追踪 ②提供更多且更详细的潜在危险因素数据 ③相比于现阶段可能使用的标准化问卷，允许在可能更长的随访期内采集数据	①日常体征信息 ②用于救援（哮喘病人）和用于控制哮喘药物吸入器的传感器 ③体育活动 ④睡眠质量 ⑤药物治疗依从性 ⑥糖尿病人的血糖监测
	组学数据（基因组学渠道、微生物组学、蛋白质组学、代谢组学等）	①基因工程 ②个性化诊疗 ③药物研发 ④生命科学研究	①揭示疾病机制及个性化诊疗 ②药企新药研发 ③医疗健康产业内企业产品或服务研发
用户原创内容阶段	微博、微信等社交媒体信息	①观点与情绪的评估 ②方便推广健康干预信息 ③监测病人如何用社交媒体讨论他们的问题和疑惑 ④便于察觉其他人言谈	①对不良的药物依从性的宣传推广（如抗生素的使用） ②宫颈癌与乳腺癌的筛查 ③甲型流感的暴发
	与健康相关的社交网络媒体信息	①方便分享病人和消费者的个人健康信息与建议 ②通过对人群的监视来监测可传染性疾病的传播	①Patients Like Me（一个国外病患社交媒体） ②疾病监控站点通过收集参与者报告的疾病症状和利用非正式的网络数据资源来分析传染性疾病暴发可能性
	外部参考数据（搜索查询和网站日志信息、政府数据开放）	①可对大范围内居民健康行为进行预测分析 ②搜索中关键字的选择对人们所看到的健康内容有决定性的影响	①谷歌的搜索查询信息被用于预测疾病的流行 ②气候（雾霾）和交通数据与医院呼吸科数据结合预测呼吸病暴发

由于医疗健康大数据特征及类型的复杂，目前国内针对医疗健康大数据尚未形成广受认可的统一定义，存在“医疗大数据”“医疗健康大数据”“卫生大数据”“临床大数据”等诸多提法，最新研究认为医疗健康未来发展的四个方向为：以发展“精准医学”为目标的生物医学大数据、以发展

“三医联动”为目标的医疗医药医保大数据、以推进“中医药现代化及国际化”为目标的中医药科技大数据、以发展“全民健康”为目标的医疗健康大数据（金小桃，2018）。IBM 公司定义医疗健康大数据为：在医疗健康行业中产生的数据，以前所未有的速度高速增长，无法利用当前主流软件或工具，在适宜时间内采集并整合成为能够为医疗服务提供更积极高效的决策信息（俞国培等，2014）。传统医疗健康数据包含医疗卫生系统内依附医疗卫生资源的所有数据，各种医疗卫生业务和管理活动过程中所产生、获取、处理、存储、传输和使用的一切数据资源。结合区域医疗健康信息化进程，本书认为医疗健康大数据是指以人为单位汇集的全周期（生、老、病、死）、全覆盖（跨科室、跨机构、跨地域）、全要素（传统临床、健康及新兴基因组学、药物组学、生物分子、免疫、药物机理等精准医学）、多行业（如交通、气象、环保等大健康关联行业）的具备潜在价值的所有健康相关数据的集合。

2.3　关于大数据治理

2.3.1　数据治理

20 世纪 90 年代，企业开始将数据作为资产对待（Horne，1995），随之出现数据治理的提法（Alhassan et al.，2016），一开始主要源于企业内部治理需要（李维安、王德禄，2005），在 1993 年知名企业 IBM 启动数据治理探索，期望通过设计一个整体方法来发挥企业数据重要性，使企业获得核心竞争优势等（王田绘，2015）；也有研究将20世纪80年代国外关于数据质量或数据质量管理的研究作为数据治理早期研究来看待（Wang，1998；宋敏、覃正，2007）（国内数据质量研究始于2010年左右）；目前近似概念或提法包括“数据管理”“信息治理”“IT治理”等，国内大多数学者对“数据管理”与“数据治理”不加以区别（张宁、袁勤俭，2017）。

由于关注视角和阶段不同，数据治理的内涵前后发生了变化。数据治理早期定义的关注点为政策、流程、技术和职责的统一（张一鸣，2012），更倾向于强调数据治理是一种体系，通过数据过程管控实现数据标准化管理为目标。国际数据治理研究所（Data Governance Institute，DGI），认为数据治理是指针对信息相关过程的决策权及职责体系，通过合适时间、合适方式、合适主体对必要的数据进行治理；IBM数据治理委员会则认为数据治理是针对数据管理的质量控制规范，能将严密性、纪律性等植入组织的数据管理、利用、优化和保护的过程中。后期研究则关注决策支持和商业价值（王宇德，2014；Otto，2011；Khatri & Brown，2010），更强调数据治理是有关组织数据资产的决策制定和职责划分的过程，目的是为组织及企业提升核心竞争力，比如DMBOK作为数据管理与治理领域的权威性指南，认为数据治理是指对数据资产管理行使权力和控制的一系列活动的集合（Birov，2013）。

数据治理来源于IT治理（Khatri & Brown，2010），后者针对IT系统及设备设施，而前者针对数据，更强调组织架构、决策权、流程、标准或规则、政策等（Newman et al.，2006；Thomas，2006；Weber et al.，2009；Kooper et al.，2011），并将数据视为战略资产（Kooper et al.，2011）；数据治理也不同于数据管理，前者是为了确保有效管理而做出决策，后者根据前者制定的决策来执行（包冬梅等，2015；Fu et al.，2011），比如DMBOK

认为数据管理体现了以规范化的、可操作性好的方式来管理数据资产的理念，将该理念转变为可以实际操作的组织架构、原则、过程及规则，需要的是数据治理；目前主流研究观点认为数据治理与数据资产密不可分（Ladley，2012；Aiken，2016），数据治理的价值得到了广泛认可（Tallon，2013；Bhansali，2013；顾立平，2016；苏玉娟，2016）。综合来看，数据治理是一种围绕组织内部数据资产，提供数据确责及数据生成决策方法，用以满足组织所有数据需求（Weber et al.，2009）。

2.3.2　大数据治理

伴随大数据时代的来临，已有数据治理的研究成果和实践受到挑战，数据治理主体、客体、要素及规则等需要完善，数据治理的定义演变为大数据治理（Alhassan et al.，2016；Khatri & Brown，2010）。分析已有研究中大数据治理的定义，国内有四种典型观点。观点一强调应对大数据挑战，认为大数据治理是在大数据时代下各主体为应对大数据挑战，运用不同的技术手段对大数据进行管理、整合、分析并挖掘其价值的行为（梁芷铭，2015）。观点二认为应将其上升为国家治理体系，大数据治理是利用信息技术获取并分析大数据，以创新政府管理和公共服务，实现国家治理体系和治理能力现代化（陈之常，2015）。观点三强调风险控制下的价值创造，认为大数据治理是对组织的大数据管理和利用进行评估、指导和监督的体系框架，主要通过制定战略方针、建立组织架构、明确责任分工等，实现大数据风险可控、安全合规、绩效提升和价值创造（张绍华等，2016）。观点四除了强调价值创造更提出权责安排，认为大数据治理是为鼓励与大数据资源应用相关人员遵从“实现价值”和“管控风险”的期望行为而在所有权层面做出的权责安排（郑大庆等，2017）。国外知名数据治理领域专家桑尼尔·索雷斯（Sunil Soares，2014）则认为大数据治理是广义信息治理计划的一部分，是制定与大数据相关的数据优化、隐私保护与数据变现的政策，该定义进一步界定了六个方面内涵：大数据治理应该被纳入现有的信息治理框架内、大数据治理的工作就是制定策略、大数据必须被优化、大数据的隐私保护很重要、大数据必须被货币化来创造商业价值、大数据治理必须协调很多职能部门的目标和利益。

对于任何特定的组织来说，大数据治理都是一项非常复杂的工作，没有“一种适合所有人”的方法，但总能归纳出具备参考意义的共性方法。综合上述观点，本书认为，在大数据时代，作为广义的一种数据治理（索雷斯，2014），大数据治理是指以大数据治理框架为依托，主动应对大数据挑战并管控风险（梁芷铭，2015），优化大数据全生命周期管理，构建适宜的外部数据环境，形成组织的大数据资产，最大化实现大数据业务价值的过程。由此可见，治理主体是组织（企业、政府部门等），是主动行为；治理目的是在管控风险基础上实现政府部门的业务价值或者企业的数据变现；治理工具是大数据治理框架；治理对象是大数据全生命周期；治理结果是对内沉淀大数据资产，对外构建适宜数据环境。将数据视为资产驱动了数据治理（Panian，2010），将大数据转化为资产并实现业务价值则是组织进行大数据治理的直接驱动，大数据治理是发挥大数据价值的机制（Tallon，2013；郑大庆等，2017）。

总体来看，大数据治理与数据治理既有共性又有差异，数据治理是大数据治理的基础（张明英、潘蓉，2015），大数据治理是数据治理的延伸和拓展（Tallon，2013），存在继承关系（Earley，2014）。两者都要实现价值和管控风险（郑大庆等，2017），但大数据治理更强调效益和风险管控，而数据治理更强调内部效率；两者都关注决策权分配并且在治理的核心维度上有较多相似性。在数据生命周期治理下，两者对隐私与安全、数据质量、元数据和信息生命周期等要求和限制不同，但延伸和继承体现在治理的技术、方法和理念等方面，以数据存储的技术实现为例：传统数据治理的对象往往是存储在关系型数据库（如居民电子健康档案库或电子病历库）中的数据，而将数据库中的结构化为主的数据与存储在文档、电子邮件、网站、社交媒体、音视频文件中非结构化（或半结构化）数据进行集成并治理成为大数据治理的重点。此时，为了集成各种不同类型和格式的多源数据，就要对传统数据和新型外部数据进行关联，所采用的技术和理念等发生了较大变化。然而，元数据和主数据作为传统数据治理的核心概念，在大数据治理中仍然发挥重要作用，不仅针对原有结构化数据的治理仍然延续下来，而非结构化数据有时需借鉴原有积累，比如主数据引用作为元数据标签附加到非结构化数据上，以此为基础实现与其他来源数据的集成、管理和大数据分析应用。

2.3.3　医疗健康大数据治理

与其他行业相比，医疗健康行业的数据治理还不成熟。医疗健康行业面临许多挑战。当需要寻求患者同意时，数据收集、共享和协作方面出现了挑战。基因组数据量较大，在数据传输过程中可能会导致中断。不同的机构有不同的数据结构和格式，导致数据采集不真实、信息不完整、不一致、不可靠等问题。大数据在医疗健康行业的应用将产生“生死效应”，因此数据的准确性是非常重要的。公共卫生监督可以帮助阻止重大传染病的暴发。

下载远程数据并用本地硬件进行分析是一种“向后”的方法。作为解决这一问题的一种方法，Marx（2013）介绍了云中的头数据存储和分析计算。当一切都被保存在云中时，信任的担忧就出现了。Chen 和 Hong（2014）建议为外包数据的完整性验证提供半可信关系框架工作。Sukumar 等（2015）提供了一份路线图，以提高保健组织的数据质量。组织指南规定了对基础设施、软件、硬件和健康数据质量保证人员的投资，而技术指南则涵盖了质量跟踪数据和质量意识分析过程的实施。

大数据具有以下潜在好处：早期可检测到疾病，使疾病更容易治愈、更有效；具体个人和人口的健康可以管理；医疗欺诈可以很容易和有效地被发现。大数据可以减少医疗系统的效率低下和浪费。伯尼·桑德斯开发了医疗分析适用模型，该模型有 9 个级别（从 0 级到 8 级）。为了达到 5 级成熟度的条件，需要一个健全的数据治理方案，在这种情况下，浪费和照顾的可变性降低。第 8 级将实现个性化的医学和处方分析（Tse et al.，2018）。

各种治理形式正在出现，以应对医疗健康数据治理的挑战和机遇。它们可以通过核心属性的原型安排来识别，包括目标、权力关系、技术和服务市场。在对个人医疗健康数据治理的研究（Winter & Davidson，2017）中，可以确定表征各种个人医疗健康数据治理形式的五个分析维度（数据域、利益相关者、个人医疗健康数据的价值、治理目标和治理形式），并对这些维度的不同安排产生的形式进行了初步分类（Winter & Davidson，2019）。

2.3.4 大数据治理的时机选择

2.3.4.1 来自传统的诺兰模型的提示

在 20 世纪 70 年代，理查德·诺兰提出信息化发展之诺兰模型，认为无论是具体行业、区域甚至国家，信息化的发展大体会经历起步、扩展、控制、集成、数据管理和成熟六个发展阶段，并且各个阶段非线性而有所交叉，往往逐步发展而不能超越；处于中级向高级发展（集成阶段向数据管理阶段）的转折点时，是进行信息资源规划等外力干预的最佳时机，此时往往也是信息化建设转型和升级的战略期，需要加强数据治理，提升数据能力，妥善进行数据生命周期管理，应对新的数据挑战，才能推进信息化向更高阶段良性发展。在大数据时代，我国信息产业具有跨越式发展较大可能性：大数据关键技术较多以开源为主，能分享和共享，同时中国的大体量决定了大数据资产规模，尤其是民生领域（如教育、卫生）政府的大统一建设模式更容易汇聚行业数据，更易释放大数据的巨大业务价值。目前我国区域医疗健康信息化处于由第二阶段向第三阶段过渡和发展时期，期间海量医疗健康大数据涌现，按照诺兰模型揭示的信息化规律，为成功地应对和驾驭医疗健康大数据，此时进行大数据治理比较恰当。

2.3.4.2　基于人类数据能力链的选择

情报学领域信息资源管理理论认为：数据、信息与知识存在关联性。数据是既有事实的结果，往往以文本、数字、图形、图像、音频和视频等表现形式存在（DAMA，2009）。信息是带有一定意义的数据集合，需要通过上下文来辅助，它经过加工后可转化为知识。知识是对情景的理解及认知，知识的获取过程比较复杂，可以来源于理论或实践，它是构成社会智慧的根本因子。本质上信息和知识都是数据，数据对人类社会发展起到了基础性作用，三者的关联性体现为转化关系，通过数据能力来衔接和实现。如图2.2所示，人类社会的数据能力在渐次获取、逐步提高、螺旋发展的过程中提升，在数据采集、传输、存储以及分析利用的完整数据生命周期内发挥作用，上述内容本书称为人类数据能力链，特别注意的是数据生命周期内存在数据噪声，只有合理地控制了噪声的数据才能提供正确的结果（刘智慧、张泉灵，2014）。

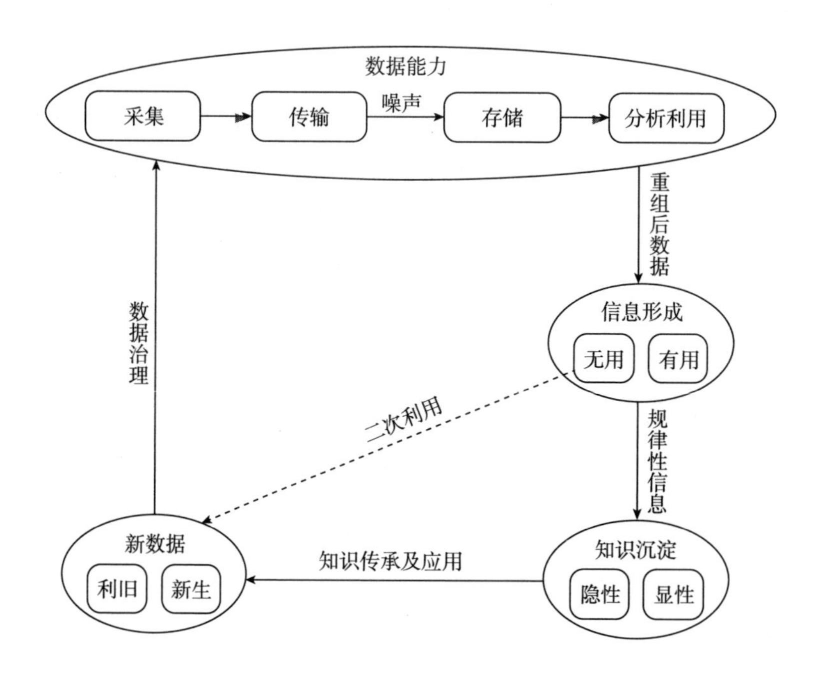

图 2.2　人类数据能力链

在人类数据能力链中，数据往往在分析利用后转化为信息，而人类根据自身实践需要，将信息赋予有用和无用的属性，能够加以利用的规律性信息进一步转化成知识，其中隐性知识往往以经验的方式被传承（Wyatt，2001），显性知识则更加直接地指导人类活动。在知识的传承和应用活动中，又产生了新的可利用数据。当然，随着人类整体数据能力螺旋提升，原来被直接丢弃的无用信息基于二次利用的考虑，也能够以利旧名义被加入新数据中被利用。新数据的利用并非总是顺理成章的过程，它往往对数据某个或某几个环节带来严峻挑战（比如新的非结构化数据出现使已有面向结构化数据的分析利用手段及工具失灵）。传统的旧数据能力会部分或全部失效，而新的数据能力也不会自然获得（程刚、李敏，2014；甘绮翠，

2013），此时就出现了数据治理需求，以便获取新的数据能力，再次形成相对稳定、平衡的数据能力链。

大数据能力是指在大数据时代呈现大数据意识，整合内外部大数据资源，适应外部数据环境变化并实现组织的大数据业务价值变现的一种动态能力。在大数据时代，大数据治理对大数据能力有显著正向影响（王田绘，2015），至少在获取高质量的数据方面具有不可替代的作用（Weber et al.，2009）。人类数据能力链所显示的规律，对于区域医疗健康信息化发展同样适用。不同行业所拥有的大数据资源和大数据能力有显著差异，互联网、金融等服务性行业相比于传统行业（如医疗、教育等）拥有更大优势（王田绘，2015）。从行业内和行业外两个角度看，通过专门的大数据治理改善即将或者已经失灵的传统医疗健康数据能力显得尤为迫切。

2.4　我国区域医疗健康信息化建设实践

2.4.1　建设概况

据不完全统计（金小桃，2018），截至 2017 年底，我国初步实现 32 个省级区域医疗健康信息平台、340 个地市级区域医疗健康信息平台、2854 个区县级区域医疗健康信息平台的联通全覆盖；应用电子病历的医院超过 8000 家，2000 多家二级以上医疗机构具备了开展远程医疗服务的条件，29 个省份试点发放居民健康卡或电子居民健康卡（超过 1 亿多张），梳理出 126 项居民健康卡业务应用内容；为支撑标准化建设和互联互通已累计立项国家级卫生信息标准及规范283项（发布了208项），编制了6个医疗健康大数据相关规章和管理办法。“十二五”期间，中央支持医疗健康信息化专项建设资金126.7亿元，地方投入623.8亿元。

上述区域医疗健康信息平台的建设，通常需要接入当地医院及公共卫生机构，以居民健康卡（早期是实体卡，现在发展至电子卡）为患者主索引（Enterprise Master Patient Index，EMPI），采集医疗数据（包括门诊、住院、体检、检验、检查、费用等）及公共卫生数据（血液、卫生监督、疾控、急救、妇幼等），实现区域范围内医疗卫生数据的大集中，整合形成个人EHR，供个人在线查阅和就诊时医生调阅，也提供基于批量档案数据内容的统计分析，甚至是卫生行政决策支持等。建设过程都被要求遵守国家已发布RHIN建设规范，符合中国一贯的大统一建设特色。

进一步归纳发现，我国区域医疗健康信息化发展有以下六个特点：

（1）在技术架构上，采用国家、省、市、区四级部署模式，分别采集各自管辖的医疗机构数据，最终通过国家平台实现全国医疗卫生数据的互联互通。

（2）在实施策略上，基本采用先试点再推广，先接入医疗单位再接入公共卫生机构，最终完成区域内医疗卫生机构接入的全覆盖。

（3）在建设周期上，基本维持在2～4年，实际时间的长短取决于需要接入的医疗卫生机构数量及其信息化基础水平，较多的接入机构数量及其不理想的信息化基础，会造成项目实施中较大的行政协调代价及技术改造的时间成本。

（4）在系统应用对象上，基本固定为公众、临床医生和卫生行政管理者三种角色。

（5）在应用发布顺序上，一般都是先设计基本应用再到高级应用，基本应用往往围绕EHR进行，具有代表性的如个人档案在线查询及临床上被授权医生的档案调阅，高级应用往往支持复杂业务，具有代表性的如临床医生开具处方时重复用药提醒、面向患者的个性化诊疗建议、领导决策支持等。

（6）在投资模式上，一是投资主体相对比较单一，处于权威政治体系治理下的中国，包括医疗在内的民生领域信息化发展的驱动和投资主体往往是各级政府；二是各地建设的资金投入规模存在一定主观随意性，对资金使用效果无明确的绩效压力；三是投资结构不太理想，硬件类项目占比大，其次是软件类项目，而咨询类项目少之又少。

2.4.2　三阶段论

围绕区域医疗健康信息平台，我国的区域医疗健康信息化进程可划分为三个阶段：个体医疗卫生机构独立发展的机构信息化、区域内跨机构整合发展的行业信息化、跨行业创新发展的社会信息化。

第一阶段中，三级医院自行投资主导HIS、LIS及PACS等院内信息化建设，其他更小规模的医院则模仿跟进，而公共卫生机构因为条线垂直管理的业务特点，且受制于自身有限的投资能力，主要由国家层面统一建设并自上而下部署了能满足各自条线需求的“上报式”信息系统，公共卫生机构信息化建设在2003年SARS暴发后才得以重视和强化。上述系统首要目的仅限于满足机构自身需求，各自积累了大量内部业务数据，因为不愿意或者难以共享而被指责为“信息孤岛”和“信息烟囱”。

自2009年开始，基于中国“新医改”的刺激，为了在区域层面实现机构之间互联互通，国家层面出台了区域卫生信息平台建设方案及指南，全国范围内大规模的省、市、区三级区域卫生信息平台启动建设，迎来了以区域内跨机构整合发展为特色的第二阶段。原本散落在机构内的医疗和公共卫生数据首次以EHR（中国的EHR包含但不限于EMR数据）形式实现了大集中，一些特大城市，如上海、广州、武汉，短期内所沉淀的EHR甚至达到了千万级个案的体量。这使数据数量增加、数据类型变复杂、数据共享范围在扩大，但数据的采集及应用仅限于卫生行业内。

2015年以来，伴随着个人健康监护设备的完善和普及，个人积极地参与和介入医疗活动及自我健康管理过程中，包括心跳、血压、体温、血糖、血氧等生命指证数据，被大量记录并逐日增加；同时社交网络如火如荼地发展，互联网上产生了大量的个人生活、活动、饮食、心理及心情等与个人健康有关联的海量原始数据。为了满足个性化医疗、精细化管理及自我健康管理等创新发展和服务诉求，需要将大集中存储的EHR与上述社会化的非结构化或半结构化健康相关数据进行关联，实现融合创新并提供社会化服务，这已经突破单个医疗卫生行业的范畴，由此从第二阶段向第三阶段迈进。

2.4.3 问题分析

2.4.3.1 第一、第二阶段的累积问题使医疗健康数据共享开放程度较低

根据国外区域医疗健康信息化发展历程，个体医疗卫生机构独立发展的机构信息化往往需要较长时间积累和沉淀，我国在处于该阶段时，医院信息化最早发展，尤其是经济发达地区的三级医院，但整体来讲，三级医院对于信息化建设的重视及投入意愿、投入经费都比较低，而二级医院情况更差；乡镇卫生院及社区卫生服务中心的信息化长期处于空白，到2009年“新医改”带来的第二阶段时才陆续有少量省份进行了自上而下的统一基层卫生信息化建设；公共卫生信息化建设整体落后于医院信息化，2003

年SARS暴发后才被动启动自上而下的一些垂直填报系统建设。整体来讲，我国医疗卫生机构信息化建设启动较晚，并且在发展基础还比较薄弱时，因2009年“新医改”的出现，提早进入了区域内跨机构整合发展的行业信息化阶段。

虽然“新医改”显著刺激和提升了我国区域医疗健康信息化整体水平，全国范围内也启动了大规模的区域医疗健康信息平台建设。但整体来看，第一阶段的发展不够充分，机构信息化成熟度不足，各区域内医疗卫生机构核心信息化系统建设参差不齐，标准不统一，机构内数据整合度偏低，上述问题直接代入了第二阶段，行业信息化围绕医疗健康信息平台展开，平台对采集的数据进行整合后共享和应用，因为源头数据问题，第二阶段整合的多源头数据更易产生新的数据质量问题，同时因为部门间数据共享的意愿和认知等问题，平台能采集数据有限，数据共享不足，即使国家出台了“互联网+医疗健康应用”的相关指导意见，也因数据数量、数据质量等达不到应用级别而难以显现建设成效。过早、过快地推进区域医疗健康信息化进程，留下了诸多“后遗症”，而围绕数据质量的数据共享开放等问题是核心问题，后续第三阶段更多非结构化数据的进入进一步放大了上述问题。

2.4.3.2　大数据能力匮乏，对应业务价值难以实现

我国区域医疗健康信息化进入第三阶段与美国相比，晚了五年左右，但第三阶段深入发展后共性特征明显：传统医疗数据、机器产生的个人监测实时生理数据、Web和社交媒体产生的个人情绪及行为数据等，组成了无序、异构和巨量的医疗健康大数据，它们往往在实现首次、直接、孤立的利用之后，被遗弃在机房的某个角落，数据的二次甚至多次利用、整合挖掘工作没有继续，原始数据未能转化为有效信息或医疗健康知识，越来

越被人们重视的大数据的价值特征未能体现。第一、第二阶段发展遗留问题未得到有效解决，而大数据带来的新问题又出现了。然而，医疗健康领域的大数据在提高医疗卫生服务质量及降低医疗服务成本方面被认为潜力巨大，人们认为它能以有别于以往的视角审视医疗数据及其利用，并创造更大的业务价值，但传统的数据处理、分析和管理能力等已不足以满足现阶段的需求，我国区域医疗健康信息化走到了关键路口，医疗健康大数据能力不足势必影响业务价值实现。

2.4.3.3 支撑保障体系不够完善

首先，法律法规缺位。我国没有出台医疗健康大数据应用及发展的专项法律法规，更没有建立配套的政策及监督机制等，甚至上位的隐私法都存在缺失，此种情况下大规模倡导医疗健康大数据应用或产业发展，数据归属权及使用权不明确、数据应用准入及退出机制不清楚等极易造成法律不能有效解决的问题。其次，标准规范不完善。我国在第二阶段发展进程中建立了一些卫生信息标准，这些标准也在持续优化中，但第三阶段已经迅猛发展，已有标准应对新情况的更新却没有快速跟上，不利于区域医疗健康信息化的长远发展。

2.4.3.4 大数据时代的顶层设计及指导缺失

面对大数据对区域医疗健康信息化带来的挑战，少部分区域尚未意识到而未采取行动，更多的区域自发或主动采取了一些措施，正如本书典型案例分析后的归纳所得，此类大数据治理立足于局部，全局观不足，也不成体系。国家层面目前也尚未开展大数据时代的区域医疗健康信息化顶层设计，自上而下的指导缺失，自下而上的地方经验也很有限，不低于大数据在医疗健康行业的发展和价值实现。与此同时，国内外在此细分领域的学术研究也很匮乏，寄希望于理论对行业实践的指导也没有可行性。当然，当前该问题在国外区域医疗健康信息化发展中同样存在，有效解决的办法并未出现。同时，我们还发现医疗健康之外的行业，也存在此类问题，并且没有涌现可借鉴的研究方法。

2.4.4　案例分析

目前我国各省份区域医疗健康信息化发展迅猛（孟群，2014a），比如上海市，自 2005 年由申康中心借鉴国际先进经验，启动“医联工程”，截至 2016 年底，医联工程已建成为国内乃至全球最大样本量的医疗健康信息库：汇聚了 4.26 亿份就诊记录，处方 21.09 亿条，检验检查报告 2.78 亿份，出院小结 735.79 万份，影像数据累计达 1210TB。即使经济欠发达的中西部地区，在区域医疗健康信息化发展上也取得了不错的积累，比如四川省，据不完全统计，截至 2017 年底，全省 21 个市州中不低于 75% 已建成或启动了医疗健康信息平台，183 个区县中有近 100 个建成了区县级医疗健康信息平台。

从全国范围来讲，为了更好地应对大数据带来的挑战，多个行业都自发进行了一些治理实践（孟群，2014b）。根据研究需要，本书从全国范围遴选了 10 个实体案例进行分析。案例自上而下涵盖了国家、省、市三个层级，地域案例的遴选基本原则包括：与区域医疗健康信息化密切相关，已经进入第三阶段，建设了相对成熟的区域医疗健康信息平台，自发开展了有实质性成果的医疗健康大数据治理实践活动，相关关键知情人有意愿接受访谈或案例资料共享等。综合考虑上述原则，最终选择了广州、福州、上海、武汉、厦门、成都及杭州七个城市，四川及湖北两个省份，以及国家层面，梳理归纳情况如表 2.3 所示。虽然相关实践比较分散，但能够为本书进行大数据治理框架设计时，提供初始元素筛选来源参考。

表 2.3　国内医疗健康大数据治理活动归纳

治理活动	发起动机	治理范畴	治理主体	治理重点	典型案例
开展区域医疗健康信息资源规划	自上而下指导区域医疗健康信息化可持续发展	数据资源规划	卫计信息中心	委托第三方咨询公司开展；信息化现状评估；职能域及主业务分析；数据分析；数据标准及规范体系构建等	①广州
出台《福州市健康医疗大数据资源管理暂行办法》	全面推进医疗健康大数据发展和应用	数据资源规划	福州市政府	地方法规；建立医疗健康大数据资源目录，明确共享机制和共享内容	②福州
升级 RHIN 为国家健康医疗大数据平台（福州）；建立国家健康医疗大数据安全服务平台（福州）	确保医疗健康大数据安全	IT 架构升级；隐私安全	卫健委	前者提供大数据服务、应用服务、科研服务、生态服务和安全服务；后者主要由安全融合系统、安全管控系统、安全应急系统组成	②福州
出台《居民电子健康档案管理办法》	规范和指导 EHR 行为	隐私安全	卫健委	出台管理办法；进行解读及培训	②福州 ③上海
持续改善数据质量	促进 RHINs 真正应用并发挥价值	数据全生命周期	申康中心	构建数据质量评估指标体系；构建数据质量改善管理机制	③上海
慢病数据实时交互及服务	实现数据实时采集并提供实时服务	数据全生命周期	卫健委	投入居家健康监护设备；实时采集体征数据；政府向企业购买基本公共卫生服务	③上海
构建组织的大数据资产	通过科研课题解决中医院海量非结构化数据的利用及大数据资源目录等	数据全生命周期	卫健委	通过科技部“863”课题进行研究成果转化	③上海
成立信息化办公室或大数据办公室	指导区域医疗健康大数据发展	组织架构调优	卫健委	跨机构调派人员，虚拟组建内设部门	③上海
对 RHIN 进行技术升级	应对大数据的挑战	技术架构升级	卫计信息中心	升级传统 IT 架构至大数据分布式架构	④武汉

续表

治理活动	发起动机	治理范畴	治理主体	治理重点	典型案例
基于 RHINs 实施绩效考核	促进 RHINs 真正应用并发挥价值	数据全生命周期	卫健委	形成绩效考核指标体系；基于 RHINs 汇聚的大数据开展医院绩效考核	④武汉
开展 RHINs 现状评估及分级	明确区域医疗健康信息化进程	数据资源规划	卫计信息中心	现状评估；成熟度标准确立；RHINs 等级划分	⑤厦门
成立省级医疗健康大数据中心	指导区域医疗健康大数据发展	组织架构调优	卫计信息中心	原有专职机构职能、岗位调整	⑥四川
全省推广数据采集一体机，提升数据采集效能	实现数据实时采集并提升数据质量	数据全生命周期	卫计信息中心	一体机主动数据抓取方式；实时交互式新数据采集接口	⑥四川
优化海量数据存储	医疗健康大数据存储	数据全生命周期	市政府	统一建设政务云及大数据中心	⑦成都
标准及规范本地化	落地国家标准并指导全省统一建设	标准规范	卫计信息中心	专项省级科研课题；成果全省培训；作为 RHINs 项目验收依据	⑧湖北
全省自上而下推广居民健康卡	统一医疗卫生领域身份标识	标准规范	卫健委	本地化国家卡标准及规范；采用省级卡总集成建设模式	⑧湖北
推动平台大数据应用（个人、医生、管理者）	提升大数据应用效果	数据全生命周期	卫健委	医生实时调阅患者 EHR；患者自助查询个人 EHR；卫健委决策分析支持	⑨杭州
开展互联互通标准化评测	响应国家卫健委标准化评测	标准规范	卫健委	响应国家评测，通过地市级四级甲等；通过评测完成标准宣贯	⑨杭州
卫生信息标准及规范建设	构建全国医疗卫生信息化标准规范体系	标准规范	卫计信息中心	建立标准委员会；专项科研课题；自上而下构建并不断丰富标准规范体系；全国范围内开展标准符合性评测促进标准落地	⑩国家
居民健康卡	统一医疗卫生领域身份标识	标准规范	卫计信息中心	出台卡标准及规范；银医合作模式推进卡方法和卡应用等	⑩国家

续表

治理活动	发起动机	治理范畴	治理主体	治理重点	典型案例
发布《人类遗传资源采集、收集、买卖、出口、出境审批行政许可事项服务指南》	规范我国人类遗传资源及安全	隐私安全	科技部	出台指南	⑩国家
发布《人口健康信息管理办法》	规范和指导 RHINs 建设中数据行为	隐私安全	卫健委	出台管理办法；进行解读及培训	⑩国家

2.5　本章小结

本章明确了我国区域医疗健康信息化是一个地域与行业交叉的概念，基于区域医疗健康信息化的精准定义，对国内外区域医疗健康信息化进行比较研究，进而归纳我国区域医疗健康信息化的三阶段进程，指出当前面临大数据发展的困境；对医疗健康大数据特征、类型及定义等进行界定，明确研究对象；通过数据治理引出大数据治理定义，并比较两者异同，从诺兰模型及人类数据能力链角度归纳得出当前进行大数据治理的时机选择；最后对国内医疗健康大数据治理的已有实践活动进行归纳。本章明晰重要概念，界定研究对象，进行治理实践的归纳和提炼，有助于后续章节的研究推进。

第3章

基于解释结构模型的医疗健康大数据治理框架设计

3.1 影响医疗健康大数据治理成功的初始元素

通过广泛文献研读，可以发现影响医疗健康大数据发展的相关因素集中为：数据源信息系统、法律法规（许德泉、杨慧清，2016），安全与隐私（李永欢，2015；李朋，2014），大数据架构（蔡佳慧等，2016），大数据采集（何军，2016），大数据存储（刘芳，2014），大数据整合、大数据处理及分析、数据资源规划、元数据管理、大数据应用（何军，2016；陆晋军，2016），大数据标准（李永欢，2015；蔡佳慧等，2016），大数据质量（何军，2016），大数据资产、大数据产业、大数据开放交易（何军，2016），大数据战略（宋洁，2016），大数据政策（高汉松，2015）；等等。进一步进行重点文献深度内容分析，所选文献范围涵盖：大数据及医疗健康大数据的应用现状、问题、影响因素、对策（黄小龙，2017；李永欢，2015；何军，2016；陆晋军，2016；宋洁，2016；王梦萦，2017；周光华，2013；陈鹤群，2016；张振，2014；齐韩，2017）；国内外 IT 治理框架、数据治理框架、大数据治理；大数据对 RHINs 的影响等。结合研究团队长期在区域医疗健康信息化相关项目中的咨询、规划及建设经验的总结，充分复用第 2.4.1 节中国内医疗健康大数据治理实践的归纳，提出了影响医疗健康大数据治理成功的初始元素，如表 3.1 所示。

表 3.1　影响医疗健康大数据治理成功的初始元素

编号	初始元素
1	医疗健康大数据隐私安全保护
2	医疗健康大数据标准体系
3	医疗健康大数据组织
4	医疗健康大数据处理分析
5	大数据法律法规
6	医疗健康大数据采集
7	医疗健康大数据存储
8	大数据战略规划
9	大数据开放交易
10	大数据产业扶持
11	医疗健康大数据应用
12	医疗健康大数据资源规划
13	大数据宏观政策
14	数据定义及元数据管理

续表

编号	初始元素
15	医疗健康大数据成熟度评估
16	利益相关者
17	大数据意识及教育

3.2　专家咨询的设计与实施

为进一步筛选影响医疗健康大数据治理成功的初始元素，本书采用了专家咨询法。

（1）专家咨询表的设计。为对影响医疗健康大数据治理成功的初始元素进行重要性的排序、分层，本书设计了专家咨询材料；选择 12 位在区域医疗健康信息化及大数据领域中具有丰富理论或实践经验的专家，涵盖高校、科研单位、协会、行政单位、企业等；影响医疗健康大数据治理成功的初始元素的重要性赋分表；专家权威系数量化表，将专家对影响医疗健康大数据治理成功的初始元素方面的熟悉程度进行量化处理。

（2）专家咨询的量化计算。各专家分别对初始元素进行筛选，对专家本人同意的元素进行重要性评分（最高分为 10 分）；依据专家权威程度量化表计算专家的权威系数，综合权威系数与元素实际打分，计算单个元素的最终得分。

（3）专家咨询法的实施。共发放咨询问卷 12 份，实际回收 12 份，回收率 100%；有效咨询问卷为 12 份，有效率 100%。

3.3 专家咨询结果

3.3.1 专家基本情况统计分析

本书所选取的12名专家涵盖了高校、企业、协会、政府部门、医院等，专家熟悉程度全部为熟悉及以上，经计算得出的专家权威系统最低不低于0.8，说明12位专家的意见和建议具备较高的权威性，具体情况如表3.2所示。

表3.2 专家基本情况分析

类目	属性	数量	百分比（%）
年龄	30+	5	42
	40+	6	50
	50+	1	8
文化程度	大专	0	0
	本科	0	0
	硕士	5	42
	博士	7	58
职称	正高	3	25
	副高	9	75
行政职务	处长	1	8
	副处长	2	17
	院长	1	8
	副院长或院长助理	1	8
	主任	1	8
	副主任	5	42
	董事长或总经理	1	8

续表

类目	属性	数量	百分比（%）
主要工作领域	医疗卫生行政管理	3	25
	教学及科研	7	58
	医疗健康信息化项目咨询	7	58
	医疗健康信息化项目建设	8	67
	大数据相关工作	12	100

3.3.2　专家权威系数计算

结合专家在理论分析、实践经验、同行了解、个人直觉四个方面的自我评分，专家的权威系数由专家文化或职称情况、专家做出判断的依据、专家对问题的熟悉程度来共同决定。专家文化职称情况包括文化程度（博士及以上、硕士、本科、大专、高中及以下五个等级）、职称情况（正高级、副高级、中级、助理级、技术员级五个等级），上述等级赋分从 1 到 0.2 递减（见表 3.3），两者取较高者。专家判断依据为理论分析、实践经验、同行了解、个人直觉，专家判断系统分为三个层次，系数值分别为 1.0、0.7、0.6（见表 3.4）。专家对问题的熟悉程度分为六个等级，分别是很熟悉、熟悉、较熟悉、一般、较不熟悉、很不熟悉，如表 3.5 所示。专家权威系数的计算公式为：$Cr = \frac{Ca + Cb + Cc}{3}$，其中 Cr 表示专家权威程度，Ca 表示文化职称系数，Cb 表示判断系数，Cc 表示熟悉程度系数。

表 3.3　专家文化职称情况量表

文化职称情况	Ca
博士及以上或正高级	1.0

续表

文化职称情况	Ca
硕士或副高级	0.8
本科或中级	0.6
大专或助理级	0.4
高中及以下或技术员级	0.2

表 3.4　专家判断依据及其影响程度量表

判断依据	Cb		
	大	中	小
理论分析	0.2	0.1	0.1
实践经验	0.5	0.4	0.3
同行了解	0.2	0.1	0.1
个人直觉	0.1	0.1	0.1

表 3.5　专家对问题熟悉程度量表

熟悉程度	Cc
很熟悉	1.0
熟悉	0.8
较熟悉	0.6
一般	0.4
较不熟悉	0.2
很不熟悉	0.0

根据专家对 Ca、Cb、Cc 的打分，计算三者的算数平均值，得到专家权威系数，如表 3.6 所示。

表 3.6　专家权威系数计算

专家	文化职称	判断依据	熟悉程度	权威系数
专家 1	1.00	0.80	0.80	0.87

续表

专家	文化职称	判断依据	熟悉程度	权威系数
专家 2	0.80	0.90	1.00	0.90
专家 3	1.00	0.80	1.00	0.93
专家 4	0.80	0.90	0.80	0.83
专家 5	1.00	0.90	1.00	0.97
专家 6	1.00	0.90	1.00	0.97
专家 7	1.00	0.90	1.00	0.97
专家 8	0.80	0.90	0.80	0.83
专家 9	0.80	0.80	1.00	0.87
专家 10	1.00	0.80	1.00	0.93
专家 11	1.00	0.80	0.80	0.87
专家 12	0.80	0.80	0.80	0.80

根据计算结果，从中可以看出，判断依据对专家的影响程度介于中等与大之间，而专家对问题的熟悉程度均在熟悉与很熟悉之间，专家的权威程度的平均值均在 0.8 以上，说明本次研究专家的权威程度较高。

3.3.3　治理元素重要性排序

在整个专家咨询执行中，基于对初始元素内涵的准确理解，所有专家对课题组提出的 17 个初始元素基本赞成，无增删；对 17 个初始元素的重要性进行打分，单个元素的最高分为 10 分，初始元素的打分计算公式为：$P = \frac{\sum_{r=1}^{12}(Cr \times Pra)}{\sum_{r=1}^{12} Cr}$，其中 Cr 表示专家权威系数，Pra 表示第 r 位专家对第 a 个初始元素重要性打分，其中 a 取值范围为 1 ~ 17，$\sum_{r=1}^{12} Cr$ 表示专家权威系数总和，由此计算各初始元素的加权得分。各初始元素得分情况及排序如表 3.7 所示。

表 3.7　针对初始元素专家打分后的排序情况

初始元素	排序
医疗健康大数据隐私安全保护	1
医疗健康大数据标准体系	5
医疗健康大数据组织	11
医疗健康大数据处理分析	2
大数据法律法规	6
医疗健康大数据采集	4
医疗健康大数据存储	3
大数据战略规划	9
大数据开放交易	12
大数据产业扶持	8
医疗健康大数据应用	7
医疗健康大数据资源规划	10
大数据宏观政策	14
数据定义及元数据管理	13
医疗健康大数据成熟度评估	15
利益相关者	16
大数据意识及教育	17

根据分值排序可进一步分为三个层次：1～12 为主要元素（排名前 70%），13～15 为次要元素（排名 80%～90%），16～17 为次次要元素（排名为最后 10%），如表 3.8 所示。

表 3.8　初始元素的主次区分

初始元素	主要元素	次要元素	次次要元素	重要性排名
医疗健康大数据隐私安全保护	■			1
医疗健康大数据处理分析	■			2
医疗健康大数据存储	■			3

续表

初始元素	主要元素	次要元素	次次要元素	重要性排名
医疗健康大数据采集				4
医疗健康大数据标准体系				5
大数据法律法规				6
医疗健康大数据应用				7
大数据产业扶持				8
大数据战略规划				9
医疗健康大数据资源规划				10
医疗健康大数据组织				11
大数据开放交易				12
数据定义及元数据管理				13
大数据宏观政策				14
医疗健康大数据成熟度评估				15
利益相关者				16
大数据意识及教育				17

3.4　解释结构模型构建

解释结构模型法（Interpretative Structural Modeling Method，ISM 法）是美国华费尔特教授在 1973 年为分析复杂社会经济系统结构问题而开发的一种方法。该方法以定性分析为主，能有效明确问题的层次和整体结构，可以把复杂的关系转化为直观的结构关系模型。其基本操作流程为：①建立元素表；②根据各元素两两关系，建立邻接矩阵 A；③通过矩阵运算，求出可达矩阵 M；④通过可达矩阵 M 进行层次级别划分；⑤绘制阶级有向图，建立解释结构模型。

3.4.1 初始元素表

结合专家咨询结果的重要性排名，本书选择主要元素（1～12，排名前70%）作为影响医疗健康大数据治理成功的原因的初始元素，确定“影响医疗健康大数据治理成功的原因”为 S_0，对其他 12 个元素随机记为 S_1～S_{12}，如表 3.9 所示。

表 3.9 影响医疗健康大数据治理成功的原因的初始元素表

问题提炼：影响医疗健康大数据治理成功的原因		S_0
初始因素		
1	大数据法律法规	S_1
2	大数据开放交易	S_2
3	医疗健康大数据组织	S_3
4	医疗健康大数据存储	S_4
5	大数据产业扶持	S_5
6	大数据战略规划	S_6
7	医疗健康大数据资源规划	S_7
8	医疗健康大数据标准体系	S_8
9	医疗健康大数据应用	S_9
10	医疗健康大数据采集	S_{10}
11	医疗健康大数据处理及分析	S_{11}
12	医疗健康大数据隐私安全保护	S_{12}

3.4.2 建立邻接矩阵及可达矩阵

通过与专家组的反复深入分析及多次讨论，本书将 S_0～S_{12} 的各个元素进行两两比较，两个元素如果存在直接影响关系，用 1 表示，否则用 0 表示，比如，S_2（大数据开放交易）对 S_{12}（医疗健康大数据隐私安全保护）有直接影响，则在表中第 4 行第 14 列标记值为 1，S_{12}对 S_6 无直接影响，则在表中第 14 行第 8 列标记值为 0，以此确定影响医疗健康大数据治理成功的原因的初始元素之间的关系，邻接矩阵式与此关系表相互对应，并用 1 和 0 表示元素之间的关系，1 表示对应元素有直接影响，0 表示无影响，进一步建立邻接矩阵 A，再进一步计算得到可达矩阵 M。

3.4.3　级间划分及结构模型

根据可达矩阵 M 可得到可达集 R（Si）、先行集 Q（Si）以及两者交集 R（Si）∩Q（Si）；R（Si）是元素 Si 可以到达的元素集合，由可达矩阵中第 Si 行中所有矩阵元素为 1 的列所对应的元素组成；Q（Si）是可以到达元素 Si 的元素集合，由可达矩阵中第 Si 列中所有矩阵元素为 1 的行所对应的元素组成；如果 R（Si）=R（Si）∩Q（Si），则 R（Si）为最高级元素集。

进一步进行层级分解，目的是为了更加清晰地了解系统中元素之间的关系，下层分别表示是上一层的原因，最顶层表示该系统的最终目标。如表 3.10 所示，该级满足 R（Si）=R（Si）∩Q（Si）只有 S_0，则顶层元素为｛S_0｝，剔除可达矩阵中所对应的行、列，进一步得到第二层的 R（Si）、Q（Si）及两者交集表。

表 3.10　第一层的 R（Si）、Q（Si）及两者交集

Si	R（Si）	Q（Si）	R（Si）∩Q（Si）
S_0	0	0，1，2，3，4，5，6，7，8，9，10，11，12	0
S_1	0，1，3，4，7，9，10，11，12	1	1
S_2	0，2，3，4，7，9，10，11，12	2	2
S_3	0，3	3	3

续表

Si	R（Si）	Q（Si）	R（Si）∩Q（Si）
S_4	0，4	4，6	4
S_5	0，3，4，5，7，8，9，11	5	5
S_6	0，3，4，6，7，9，11	6	6
S_7	0，3，4，7，9，11	1，2，5，6，7	7
S_8	0，8，9	5，8	8
S_9	0，9	1，2，5，6，7，8，9，12	9
S_{10}	0，10	1，2，10，12	10
S_{11}	0，11	1，2，5，6，7，11	11
S_{12}	0，9，10，12	1，2，12	12

按照上述条件和原理，得到第二层元素集合｛S_3，S_4，S_9，S_{10}，S_{11}｝，如表3.11所示。

表3.11　第二层的R（Si）、Q（Si）及两者交集

Si	R（Si）	Q（Si）	R（Si）∩Q（Si）
S_1	1，3，4，7，9，10，11，12	1	1
S_2	2，3，4，7，9，10，11，12	2	2
S_3	3	3	3
S_4	4	4，6	4
S_5	3，4，5，7，8，9，11	5	5
S_6	3，4，6，7，9，11	6	6
S_7	3，4，7，9，11	1，2，5，6，7	7
S_8	8，9	5，8	8
S_9	9	1，2，5，6，7，8，9，12	9
S_{10}	10	1，2，10，12	10
S_{11}	11	1，2，5，6，7，11	11
S_{12}	9，10，12	1，2，12	12

按照上述条件和原理，得到第三层元素集合｛S_7，S_8，S_{12}｝，如表3.12所示。

表 3.12　第三层的 R（Si）、Q（Si）及两者交集

Si	R（Si）	Q（Si）	R（Si）∩Q（Si）
S_1	1，7，12	1	1
S_2	2，7，12	2	2
S_5	5，7，8	5	5
S_6	6，7	6	6
S_7	7	1，2，5，6，7	7
S_8	8	5，8	8
S_{12}	12	1，2，12	12

按照上述条件和原理，得到最低层元素集合 {S_1，S_2，S_5，S_6}，如表 3.13 所示。

表 3.13　第四层的 R（Si）、Q（Si）及两者交集

Si	R（Si）	Q（Si）	R（Si）∩Q（Si）
S_1	1	1	1
S_2	2	2	2
S_5	5	5	5
S_6	6	6	6

根据上述区域划分与级间划分，得到结构模型如图 3.1 所示。

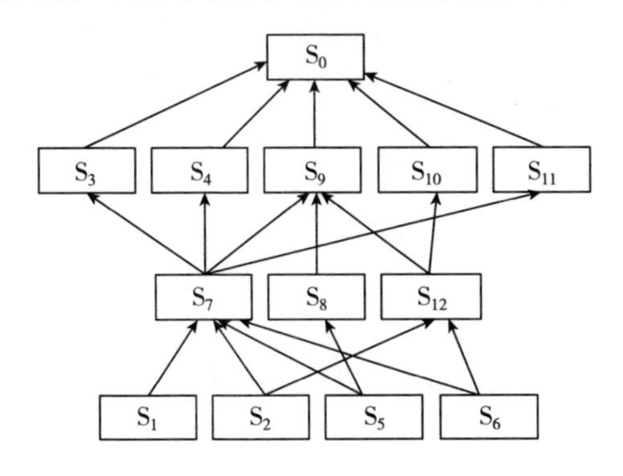

图 3.1　结构模型

3.4.4 大数据治理框架

结合结构模型，代入相关因素后形成解释结构模型，如图3.2所示。大数据法律法规、大数据开放交易、大数据产业扶持、大数据战略规划四个因素代表了宏观环境，影响了包括医疗健康行业在内的所有行业；在医疗健康行业内，大数据资源规划、大数据标准体系、大数据隐私安全保护三个因素显著影响了医疗健康大数据的整体发展；医疗健康大数据组织、医疗健康大数据采集、医疗健康大数据存储、医疗健康大数据处理分析、医疗健康大数据应用形成了大数据能力的全生命周期，直接决定了大数据的落地及应用能力。

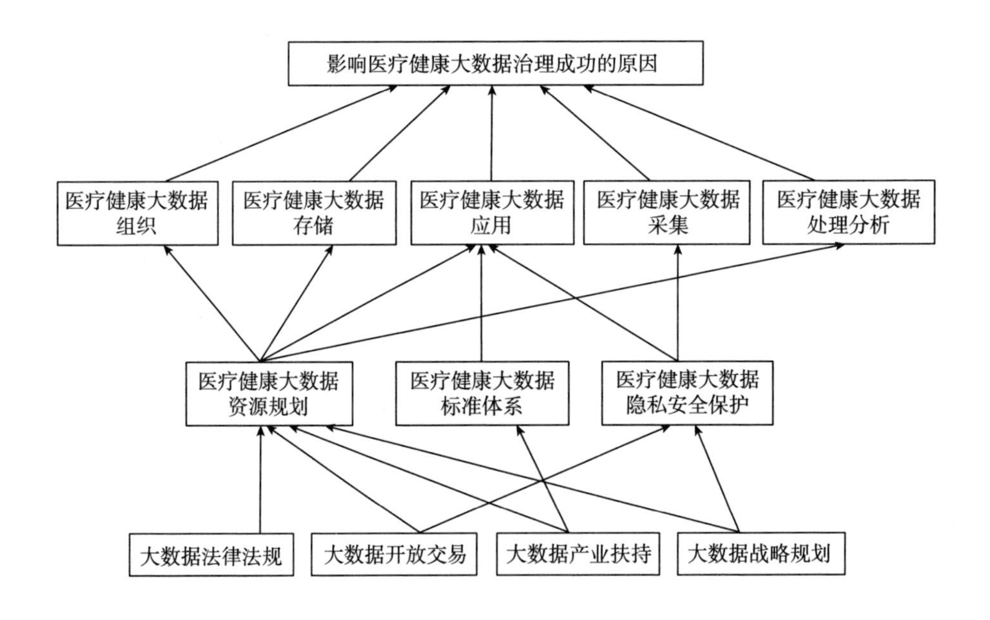

图3.2 解释结构模型

在数据治理框架上，国内外认可度较高的是由IBM数据治理委员会所提出的，它包括四个领域和 11 个要素（Corporation I，2007）：①产出领域：数据风险管理、价值创造；②驱动领域：组织机构/流程、管理制度、数据责任人；③核心领域：数据质量管理、信息生命周期管理、安全/信息披露/合规；④支撑领域：数据模型/数据架构、元数据/主数据/数据标准、质量审计与报告。

结合本书得出的上述解释结构模型，考虑到我国区域医疗健康信息化发展阶段及当前进程，重点参考 IBM 数据治理框架的逻辑思路及领域划分方式，进一步设计了医疗健康大数据治理框架，如图 3.3 所示，该框架包括了三个域（驱动域、保障域及能力域）及 12 个元素。将解释结构模型的最

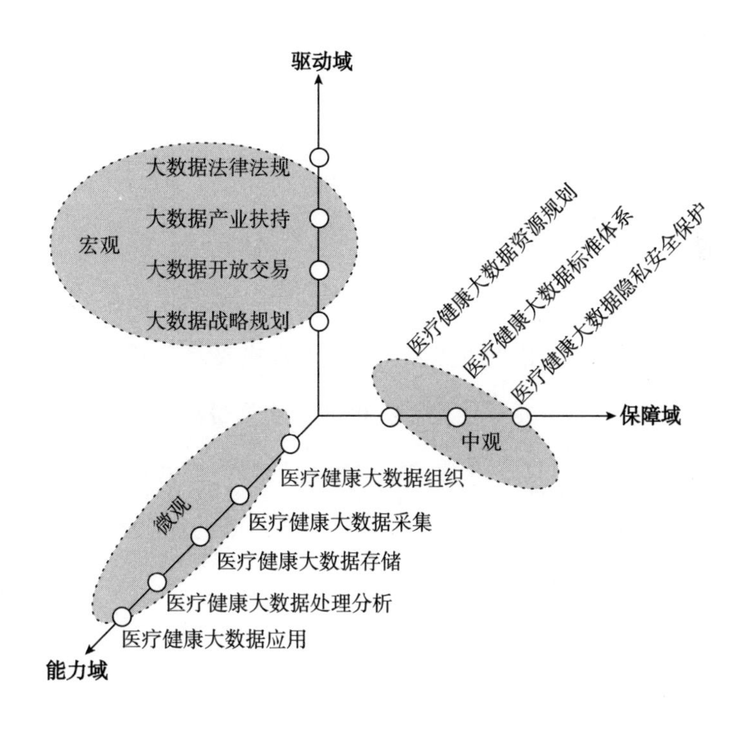

图 3.3　医疗健康大数据治理框架

底层元素统筹为宏观层面，体现了国家层面整体推进大数据发展对医疗健康行业的驱动作用，决定了大数据在医疗健康行业“能否走”，称之为社会环境治理；将解释结构模型的第三层元素统筹为中观层面，体现了大数据在医疗健康行业内持续发展的保障作用，决定了大数据在医疗健康行业“走多远”，称之为行业内部治理；将解释结构模型的第二层元素统筹为微观层面，体现了医疗健康大数据全生命周期的具体能力，决定了“走多快”，称之为全生命周期治理。

3.5 本章小结

本章重点利用专家咨询法及解释结构模型方法，进行医疗健康大数据治理框架设计。通过文献阅读，结合笔者长期实践经验总结，充分复用第2章中形成的国内医疗健康大数据治理实践归纳，首先提出影响大数据治理成功的初始元素17个；借助专家咨询法，遴选主要元素12个；实施解释结构模型方法，依托12个元素建立邻接矩阵，计算得出可达矩阵，进行级间划分，得出解释结构模型，进行大数据治理框架的设计。本章作为本书的核心内容，在缺少定量研究方法支持的情况下，借助适宜的定性方法组合，合理地完成治理框架设计。

第4章

医疗健康大数据全生命周期治理

医疗健康大数据治理框架得出之后，距离框架的实施和落地还有差距。本书第4~6章将进一步进行治理框架的方法论匹配，以确保框架的可操作性及普适价值。本书所称方法论由认知、准则、工具、模型及示例等多维度组成，方法论的获得来自多个途径：依据既有研究相关理论体系的拓展，依靠个人经验及专家咨询的输出，利用文献中学术观点的指导，基于典型案例分析时大数据治理实践的启发等。

本章首先从医疗健康大数据全生命周期治理进行论述。类似于传统行业数据生命周期的概念（王亚沙、赵俊峰，2015），有研究者提出大数据的生命周期（郑大庆等，2017）：大数据机遇与价值发现、大数据采集和预处理、大数据存储、大数据整合、大数据分析和挖掘、大数据呈现与应用、大数据归档与销毁。基于医疗健康行业属性（吴小同，2017），结合人类数据能力链，本章提出医疗健康大数据全生命周期，包括五个环节：医疗健康大数据组织、医疗健康大数据采集、医疗健康大数据存储、医疗健康大数据处理分析、医疗健康大数据应用。与其他研究不同之处在于该全生命周期充分吸纳了大数据特征，后四个环节存在线性关系，借助医疗健康大数据组织形成闭环，并剔除了数据传输、数据消亡（传统数据往往在实现直接利用之后进入消亡或废弃状态）环节。

4.1 第一环节：医疗健康大数据组织

本书所称大数据组织，包括组织架构及 IT 架构两个维度。

4.1.1 组织结构调优

一般来讲，某个新技术对社会或组织的影响都将经历一个从重技术或重技术与管理结合再到重管理的过程，大数据技术也不例外。信息化组织架构的设计与建设是传统数据治理的重要内容之一（刘中华，2015），一些企业和组织已尝试依托“数据治理”相关部门来应对大数据挑战（曾凯，2016），诸多研究已注意到大数据对 IT 架构乃至整个组织结构的影响（周耀林、赵跃，2017）。

从全球来看，医疗卫生机构越来越成为数据驱动型组织（Birov，2013），数据的大集中有利于院内经营管理和外部患者服务。在区域范围内，我国医疗健康数据的汇聚和共享由区域医疗健康信息平台承担，该类平台绝大多数由当地卫健委主导建设，但因其技术门槛和专业性，卫健委往往会委托或设置其下属机构——卫生计生信息中心承担项目推进、技术把控和运行维护等。卫生计生信息中心对传统医疗健康信息化发展发挥了重要作用，但医疗健康大数据的引入和发展，使原有组织架构、工作范围、协作对象等出现诸多变化，而大数据治理所要求的人员、技能、岗位、资源、政策等要素缺失，已经到了必须优化和重塑的地步。此类情况在美国RHIO发展中也曾出现（Birov，2013），比如，更多来源的、孤立分散的、质量不高的、非结构化的数据与EHR汇聚与融合，必须有专人负责提升此类大数据质量才能满足卫生行政决策辅助需求，而此项新工作则需要新的岗位来匹配支撑。

治理认知1：成功的大数据治理要求来自组织内各个层级人员的参与（Griffin，2010），针对组织架构的专项治理对整个大数据治理和实施的影响自始而终，体现在治理的认知度、治理的结构安排、治理的沟通机制三方面（Weill & Ross，2005；王天梅，2013）。治理的认知度要求组织全员特别是一把手对大数据重要性及大数据决策制度安排有很高认知，由高层发起在组织内部讨论并基于大数据全生命周期形成大数据资产的共识和意识；数据治理应该获得利益相关者更多关注，治理的结构安排主要是谋求利益相关者更多关注和共识（Fisher，2006），推进利益相关者之间权责利协调与安排，主要涉及数据所有权、管理权、使用权等归属的制度性安排，往往跨越了单个部门，除了继续发挥原来承担的传统数据治理部门的作用之外，其他相关角色也要在新组建的大数据治理组织中体现作用；治理的沟通机制是指建立顺畅沟通渠道确保大数据在组织内有效使用。为从上述三个维度进行响应，需要对传统医疗健康数据管理职能部门进行专项、持续的治理，并始终作为一个过程来对待。**治理准则1：组建专职治理部门，准确定位、合理设置岗位和常态化程序，充分吸纳利益相关者。**

（1）重新界定组织主要职能。重组或优化卫生计生信息中心，形成区域医疗健康大数据管理中心或委员会，其使命与愿景调整为：加强医疗健康大数据治理及大数据应用，提高区域内医疗健康服务质量并降低医疗健康成本。组织职能调整为：开展医疗健康大数据战略规划；为卫健委提供大数据治理相关的政策及程序建议（Griffin，2010）并促进出台［全球范围来看数据治理政策存在缺失（Holt et al.，2015），大数据治理政策则更加匮乏］；引导和推动医疗健康大数据的重大项目和应用；持续改善医疗健康大数据质量；组织医疗健康大数据采集、存储、分析、应用等信息化体系建设；落实国家大数据标准规范并促进本地化；开展医疗健康大数据隐私及安全管理，促进大数据各类活动的合法合规。组织的长远发展定位：由被动支撑架构向主动支撑架构转变，由临床支撑架构为主向医疗健康业务辅助、管理及决策支持架构转变。

（2）合理进行岗位工作设置。调整并形成新岗位：大数据技术发展岗、大数据资产管理岗、大数据质量管理岗、大数据项目及应用推进岗、大数据标准规范岗、大数据隐私保护岗、大数据安全管理岗等。各类岗位工作职责明确，以数据资产管理岗为例，该岗位要求：建立数据资产管理体系；组织确定数据资产管理范围与内容，制定数据资产管理的相关制度和规范；制定数据资产管理规划（计划）并组织实施；定期进行大数据资产梳理，开展数据资产形成管理，构建数据资产分类框架，完成资产目录编制和登记，包括保值及增值目录、政府部门间共享目录及面向社会免费公开目录，促进大数据资产化；与大数据质量管理专员一起促进数据质量持续改进，围绕大数据的保值和增值提出建议；进行大数据资产整合及盘点；按照要求进行大数据资产评估及定价；开展大数据知识产权保护建设；开展大数据资产的运维管理及实时监测等。

4.1.2 IT 架构升级

IT 架构是一种流程、标准和技术选择中获取的数据、应用程序和基础设施的顶层逻辑（刘俊涛，2013），它一定程度上决定了信息系统的预期以及业务与技术的匹配程度。“十二五”期间，我国区域医疗健康信息化建设所形成的主流IT架构，具备一些典型特点：自建本地计算资源为主；软件上以区域医疗健康平台为建设重点，主要采集医疗卫生机构业务系统数据，以居民电子健康档案为核心进行数据集中存储，数据应用以统计分析及行政监管应用为主，形成了以关系型数据库为基础，能够应对结构化数据的流程、标准及规范等的传统IT架构。一般而言，传统的区域医疗健康平台构筑的IT架构不善处理和分析大体量、持续更新、不同格式的实时数据，同时大数据的快速性及多变性，使把数据集中储存在统一数据库内的效能变得越来越低。而大数据架构包含成千上万个节点，各节点又由分布式的多处理器和磁盘组成，通过高速网络协同工作（Barroso & Hölzle，2009），在管理数据方面更显弹性、更快速。

由传统IT架构向大数据IT架构转变，最基本选项是能够支持主流的大数据技术。关键治理思路包括：为匹配大数据的有效应用，应摒弃基于本地计算资源逐步扩充的思路，宜采用高弹性易扩充的计算资源（如云服务）；数据源可从医疗卫生机构业务系统拓展至医疗健康整个行业系统；不再单纯考虑集中存储或分布式存储，而是基于医疗健康大数据全生命周期设计专门的大数据资产管控平台，对医疗健康业务数据进行资产化管理，形成数据资产，构建目录并对数据的访问进行权限管控等；同时为有效支撑、多方应用而设计专门的大数据处理及分析平台，提供各类工具集、通用算法及模型，让不同使用者更高效地解决业务问题；数据的应用不应单纯局限在卫生统计分析及行政监管方面，设计专门的大数据应用平台，面向更多角色提供应用；不应忽略大数据所带来的隐私及安全隐患，专门设计大数据隐私安全保护平台做好防范。

上述IT架构的治理思路正是体现了管理及业务要求。**治理认知2：大数据IT架构治理并不要求抛弃或完全颠覆已有的IT架构，它需要引入大数据主流技术，并实现与传统技术的有效整合，构建新型大数据平台架构，进而发现并实现医疗健康业务价值。**比如，新的大数据IT架构要求能集成大数据与传统数据的组合分析，因为新价值的发掘不仅来自对新数据的分析，还来自新旧数据整合后的分析，对旧问题做出新的解释也属于新价值的一部分（王宇德，2014）。

治理准则2：IT架构治理要求充分保护和利用已有投资，对原有医疗卫生业务不造成大的影响或冲击。在区域医疗健康信息化进程中，市区两级区域医疗健康平台建设，往往要求市区两级分别进行软件系统及配套硬件资源建设，同时各级各类医院及公共卫生机构往往也分别进行了硬件资源建设以应对自身业务软件发展的需求。硬件资源在测算时，往往基于软件业务的高峰值消耗来投入，各机构整体的硬件资源往往在软件日常运行时有较大的空闲，同时各级各类医疗卫生机构需要设置专业的IT人员进行日常运维和管理。医疗健康大数据治理中IT架构建设，在硬件层面要完成开放式硬件资源云服务的建设目标，将各级各类医疗卫生机构的硬件资源进行统一的虚拟化管理，基于整合后的计算资源提供分布式并行计算服务，基于整合后的存储资源提供分布式存储服务，将原有的各类网络整合后提供医疗健康专网服务，另外还有其他整合后的备份、安全等硬件资源服务。开放式的设计允许新增硬件资源，除了逐步完成原有医疗业务信息系统的迁移和云化之外，还允许医疗卫生机构之外的健康相关软件应用接入，为医疗健康大数据采集、分布式云存储、分布式并行计算等提供硬件支撑。

如图4.1所示，基于2015年美国国家标准与技术研究院发布的《大数据互操作框架 第6卷 参考架构》，国家信息技术标准化技术委员会大数据标准工作组于 2016 年提出了我国的大数据参考架构（张群等，2017），支持各种商业环境和政务环境。**参考此架构，基于区域医疗健康信息平台主流 IT 架构，提供如图 4.2 所示的一种参考大数据 IT 架构（治理示例 1）**。

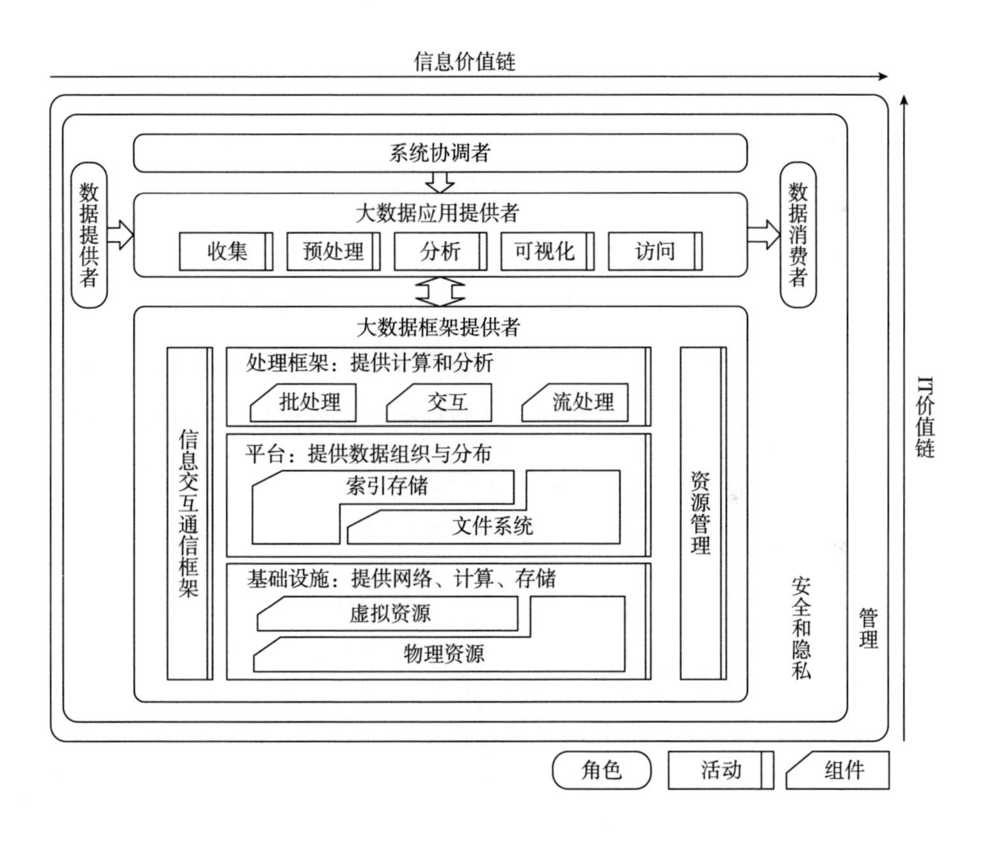

图 4.1　我国大数据参考架构

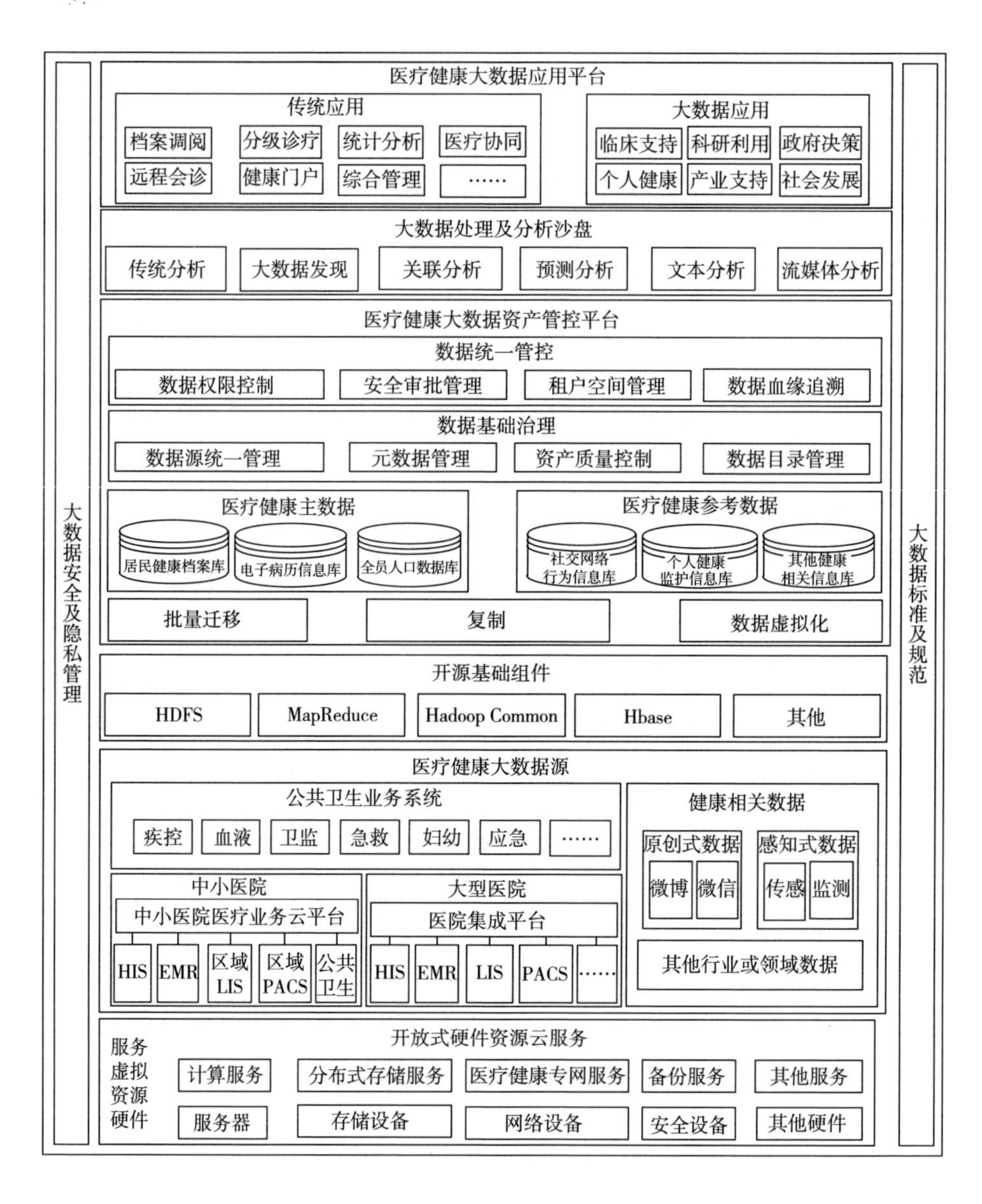

图 4.2　医疗健康大数据的一种参考大数据 IT 架构

4.2 第二环节：医疗健康大数据采集

近年来，全国大范围开展的基于居民健康档案的区域医疗健康平台项目建设，在区域范围内接入医院和公共卫生机构进行数据采集，所采集的数据基本都是围绕建立居民电子健康档案进行，数据采集标准也多以2011年国家卫健委发布的“卫生信息数据元目录”及“居民健康档案基本数据集”为指导和依据（刘宁等，2014）。随着大数据技术进入医疗卫生领域并获得充分利用空间，传统的区域医疗健康平台建设中数据采集工作亟须进行改变：围绕居民电子健康档案而进行的数据采集，仅仅获取了区域范围内医院和公共卫生机构的少量数据，更多的数据仍然埋没在数据产生地单位而未能进行有效整合和二次利用，不仅在单个单位内数据价值未能得以充分体现，而且造成在区域层面数据整合的全面性不足，也可能会造成医疗健康大数据分析利用的机会成本出现。医疗健康大数据采集并非盲目扩张数据源，也不是采集数据越多越好。**治理准则3：围绕医疗健康业务目标扩大数据采集范围，在增加数据供给能力的同时不能显著增加数据使用难度。**

（1）尽可能实现全量数据及关联数据采集。居民电子健康档案的定位及基本用途决定了其所需要的是高质量、高精确度的结构化数据为主。但是医疗健康业务目标在发生变化，医疗健康大数据的分析利用不仅围绕居民电子健康档案进行，还需要更加全面的医疗健康数据，原有仅对少量数据进行采集的数据范围需要升级，医院及公共卫生机构除了保留必要的内部数据之外（比如一些医院认为其主观电子病历数据作为院内核心数据不能对外提供），应尽可能实现更大范围的全量数据及关联数据采集，同时也要均衡大数据采集成本和代价。另外，大数据采集需要明确数据源，对同一业务管理主题下的数据设置统一的数据采集策略，避免同一数据需求的重复采集，为实现某一业务价值而形成的大数据采集需求，需要初始化数据源及采集策略（比如更权威还是更全面），并能够进行动态调整。

（2）采用高效能采集方式并能改善数据质量。原有数据采集方式，往往涉及多方，由区域医疗健康平台承建和管理方发布数据采集接口，医院及公共卫生机构协调各自对应业务信息系统承建商进行接口的理解和数据采集接口改造，双方联调通过之后开始采集和上传数据，增量数据一般采用隔天定时批量上传方式。这种数据方式周期长、协调工作量大、权责不明确，被动的数据方式、对接口文档的理解等往往造成较低的数据质量问题，同时一旦数据采集范围发生变化，需要对原有接口进行升级，则升级的时间成本和经济成本都比较高，上述因素都不利于多源异构医疗健康大数据的采集要求（刘为勇，2017）。为应对上述挑战，需要建立新兴的大数据采集方式。

如图 4.3 所示，**可作为一种参考方式：医院及公共卫生机构开放数据库的读取权限，数据采集程序进行主动抽取（治理示例 2）**。数据抽取过程分为五个可控操作步骤：数据的映射、对映射后的记录进行匹配、对记录做聚集操作、对聚集进行合并、对合并后的数据做视图显示。数据抽取要支持生产库、备份库、视图抽取，支持由数据库、Web 服务接口、文件（XML、CSV、Excel 等）、技术接口等进行主动数据抽取技术，支持定时抽取、全量抽取、增量抽取等抽取方式。抽取完成之后再进行数据清洗、校验及质控，最终从各前置端采集至平台中心端。

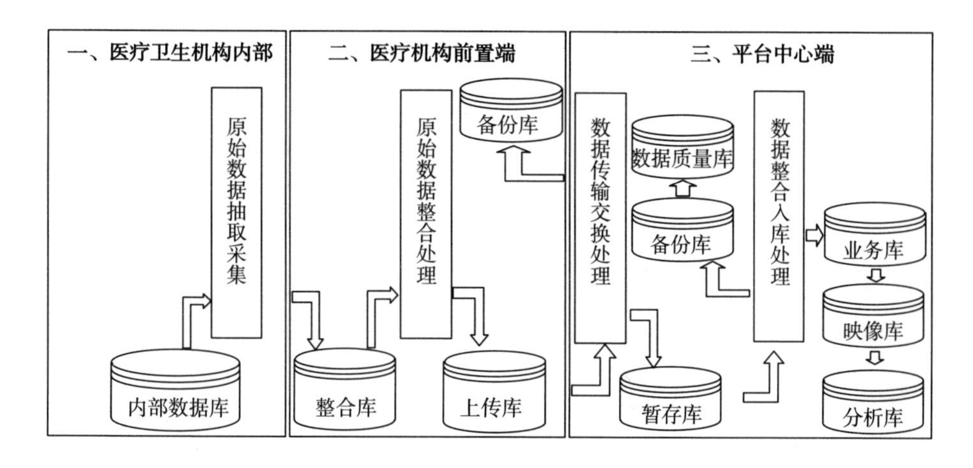

图 4.3　新兴大数据采集参考模式

该新兴大数据采集模式中共有四个处理过程：原始数据抽取采集、原始数据整合处理、数据传输交换处理和数据整合入库处理。原始数据抽取采集过程的作用是按照接口要求的全部业务数据，从医院和公共卫生机构内部数据库全量迁移到前置机的整合库中，不要过滤或删除任何记录。原始数据整合处理过程的作用是初步整合“整合库”中的数据，并写入上传库；校验、整合的内容包括：判断机构代码是否正确、判断业务明细子表数据能否与业务主表关联（不能关联的数据不能进入上传库）、判断业务主表数据能否与就诊记录关联（不能关联的进行匹配，既不能关联也不能匹配的暂时不能进入上传库，匹配上的数据要做标记）、判断就诊记录、业务主表数据能否与患者信息关联（不能关联的数据进行匹配，既不能关联也不能匹配的数据暂时不能进入上传库，匹配上的数据要做标记）、判断编码字段的合法性。数据传输交换处理过程由中心端完成，由数据触发表驱动。它的作用是将前置端上传库中的数据完整地迁移到中心端暂存库。迁移完成后，交换处理过程将清空前置端上传库中的数据，并将其转移到备份库。

数据整合入库处理过程的作用是校验并整合中心端暂存库中数据，主要处理内容：将所有数据导入业务库，清空中心端暂存库，写入备份库。该大数据采集模式下，医院前置端部署有整合库、上传库和备份库；中心端除了暂存库和备份库外，还有业务库、映像库、分析库、数据质量库等。

治理工具1：为保障数据的采集效率与隐私安全，在采集引擎开发过程中，需要进行资源管理、规则配置、安全控制、采集监控等方面的IT设计与实现。资源管理：包括客户端节点注册、管理；数据源注册、管理（支持多种数据源，包括关系型、键值数据库、列式数据库等）；资源注册仓库，包含各种数据源抽取出来的表结构或者元数据定义。规则配置：包括支持集中上传、多点向下分发数据流转模式；支持跨多个节点的数据流转模式；人工、定时启动流程；流程执行审计日志，记录异常情况；可暂停、恢复、重启、终止数据交换过程中的采集、输出环节等。安全控制：提供安全、稳定的传输通道，支持数据的重传、确认、压缩，保证交换数据的不重不漏；带有文件校验机制，避免文件传输中的大小和内容不一致；远程指令传输加密/解密；支持多个管理员账号等功能。采集监控：节点在线/离线监控、离线报警；磁盘空间剩余容量监控、容量超出预警；提供对数据交换流程全过程的监控，全面了解交换的时间、数据量等。采集引擎至少要求具有支持异构数据之间的交互；全量采集、增量采集；支持多种数据源的采集（包括关系型数据库、列式数据库、分布式文件系统等）；支持并行采集，提高采集效率；支持多种输出映射（字段映射、表达式映射、常量映射、SQL时间映射）等功能。**这种新兴的数据采集方式，采用主动数据抽取策略，多方工作调整为一方完成，具体IT实施过程中更可控，数据质量的技术责任方清晰，对整个数据质量的提升将有显著作用。**

（3）非结构化大数据的结构化转换处理。集成非结构化数据对于大数据分析是一个主要挑战，即使是结构化的电子病历数据，其在集成方面也存在功能、元数据和实例等挑战。针对区域医疗健康信息化进程中涌现的非结构化数据的处理，一种思路是只管理此类数据的基本属性，比如侧重数据来源、加强追本溯源，或者是对数据格式有效性进行检查等；另一种思路是把非结构化数据进行结构化处理，并针对结构化部分（可理解为提炼的关键信息）进行管理，如图 4.4 所示（**治理模型 1**）。从未来趋势研判来看，后一种方法将更为普及。

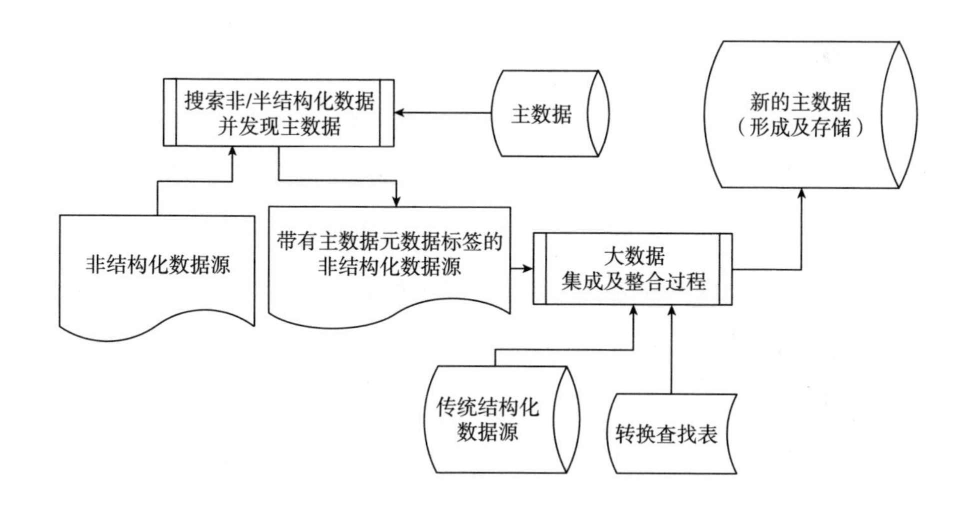

图 4.4　非结构化数据的结构化处理

结构化数据普遍采用数据记录方式存储，非结构化数据倾向于采用文件系统方式存储（谢华成、陈向东，2012）。非结构化数据通常无法直接理解其内容，关系型数据库往往也只能将其保存为二进制大对象 BLOB（Binary Large Object）字段，后续数据的检索和分析利用都比较困难。介于结构化数据和非结构化数据之间的是半结构化数据，往往不能按照非结构化数据来处理，由于结构变化大也不能够简单地建立一个表与它对应（许学标等，1998），一般是数据结构和内容混在一起进行自描述，比如 XML 文档（万里鹏，2013），XML 带来了非结构化数据与结构化数据的交互使用，使两者可以自由转换结构。

非结构化数据实现结构化处理不太容易，比如医疗健康大数据采集中获得的大量医学影像、医疗文书等非结构化数据，以半结构化的 XML 作为中间环节，标记非结构化数据，给其赋予结构，以此来实现非结构化数据到结构化数据的转换或非结构化数据的集成，以便能够充分利用已经比较成熟的传统数据分析及挖掘方法和工具，当然在实际治理中，也可以考虑尝试不断涌现的新技术和新方法来实现非结构化数据的结构化。

（4）数据源单位应完成终端适应性建设后再对接大数据采集。平台中心端对各医院及公共卫生机构等终端机构进行数据采集，需要终端机构开展适应性建设，包括两部分：一是前置环境建设，二是满足区域医疗健康信息化建设要求的医院及公共卫生机构内部信息化建设。前置环境建设主要配备前置服务器，安装必要的系统软件及数据采集前置程序，设置符合要求的网络环境等。满足区域医疗健康信息化建设要求的医院及公共卫生内部信息化建设，需要医院及公共卫生机构内部配套完成必要的业务系统建设，比如医院完成 HIS、LIS、PACS 及 EMR 甚至医院集成平台的建设，保障医院具备大数据采集的接入要求的信息化基础。

（5）针对新兴大数据源发布统一接入数据转换规范。社交媒体网络平台数据及健康管理终端设备等采集的数据格式各异，需要统一研制和发布接入数据转换规范，无论何种社交媒体网络，无论不同生产厂商、型号及功能的健康管理终端设备，在接入医疗健康大数据平台时，都可以按照该转换规范进行数据转换，最大可能地保障所采集大数据的规范性和易用性。

4.3 第三环节：医疗健康大数据存储

医疗卫生领域原有数据多采用集中式存储，随着数据体量增大，自行购置存储空间应对存储需求的做法逐渐变得不可行。**治理准则 4：基于 IT 架构所确立的开放式硬件资源云服务，将传统存储方式调整为分布式云存储方式；始终谨慎对待元数据管理并做好优化策略。**

云存储是云计算延伸概念，是指通过集群应用、网络技术或分布式文件系统等功能，将网络中大量异构存储设备通过应用软件集合起来协同工作，共同对外服务，可以理解为一个以数据存储和管理为核心的云计算系统（李伟宏，2012）。如果要以高性价比的方式获得存储“无限”扩容，采用云存储是一个理想的治理选择。一般而言，存储模式往往决定了后续大数据分析的效率和效果（李雷，2014），比如大数据快速访问及索引查询等，为更好地支持分布式并行计算的大数据架构要求，采用分布式存储是首选治理目标。通俗来讲，就是把数据存储于许多普通的服务器或计算机中，而不用投入大量资金在存储设备及扩容上；进而可利用分布式存储系统（如 HDFS）来实现对分布式存储的底层支持，同时利用列式存储方式（如 Hbase），实现对数据格式的灵活调整，为上层应用提供高性能分布式数据管理能力等（冯汉超、周凯东，2014）。同时，在大数据存储方面，元数据在大数据集成、整合及存储过程中始终扮演重要角色，元数据的访问性能影响着分布式文件系统的性能（薛以锋等，2015），在分布式文件系统中，元数据的访问很频繁，而元数据文件通常又很小，这样对大量小文件的访问，会对系统性能造成冲击（栾亚建，2010）。

一个完善的医疗健康大数据的分布式云存储，要能够允许各地各级医疗卫生机构通过调用接口获取部署在服务器上的数据，允许区域医疗健康信息平台将健康医疗大数据上传存储在云服务器上，并能够通过该服务器访问，进行分布式并行计算，对健康医疗大数据进行处理和分析，并及时获得结果，还要具备认证能力，能够为居民的医疗信息隐私提供权限控制，并保障系统信息的法律效力及安全。同时，鉴于医疗健康大数据的数据量庞大、更新频率高、更新速度快等情况，需要引入非关系型数据库，如 NoSQL 数据库。NoSQL 数据库即 Not Only SQL 数据库，意为不仅是 SQL，即表示非关系型数据库的总和，它摒弃了关系型数据库严格的表结构，数据模式简单，因此适用于非结构化、半结构化的大规模数据处理，实际工作中可根据业务要求酌情选用。

4.4 第四环节：医疗健康大数据处理分析

4.4.1 大数据质量管理

在许多机构中，数据治理居于次要的、以 IT 角度驱动、一次性项目的地位，往往因数据质量引起严重业务问题时才被迫考虑实施（Griffin，2010），对数据质量管理的重要性普遍认知不足。而数据质量管理在数据治理中地位显著，人们认为高质量的数据更易以有意义的方式被分析和使用，学术界早期数据治理的研究多集中在数据质量上。在医疗卫生领域，数据质量一般涉及准确、完整、相关、及时、足够详细、适当地表示（如使用统一的医学编码系统，SNOMED – CT、Mesh、ICD 等），保留足够的上下文信息来支持医疗决策等（Wyatt & Liu，2002）。

在区域医疗健康信息化的早期阶段规划数据质量已逐步成为共识（Birov，2013），因为欠考虑的系统设计是数据质量低下的诸多原因之一（Hohnloser et al.，1994），同时系统使用过程中人为输入错误也很多，美国一项对于 EHR 系统的回顾发现，60% 的患者数据中存在一处或多处输入相关错误（Weir，2003）。虽然大数据时代对非结构化数据包容度提升，大数据技术立足庞大的样本量，放宽了对数据质量的要求，但是倘若出现系统性误差，大数据纠偏成本比小样本要大得多，甚至涉及系统的改变。区域医疗健康信息化推进至第三阶段时，数据汇聚仍以结构化数据为主，它们组成了医疗健康大数据的主体和核心（非结构化数据占比在逐步提高），大数据质量优劣直接影响到数据分析结论的可信度以及医疗卫生服务及决策效果等。

4.4.1.1　利用数据质量管理过程模型

提高医疗健康大数据质量常常被看成临时性突击工作，即使意识到需要持续关注，但往往由于缺乏系统方法，造成数据质量工作随时间进展而逐渐淡化。无法对大数据质量问题持续关注并进行系统治理，是区域医疗健康信息化中数据质量问题长期存在的原因之一（马丽明等，2012），也是进行数据质量管理治理需求之所在。**治理准则 5：依托数据质量管理过程模型规范化解决问题。**

如图 4.5 所示，在每个不同过程或环节中，数据质量都可被定义为产品、服务、系统或者程序的一套基本特征，进而匹配利益相关方的需要和业务期望，借助反复执行过程模型最终提升数据质量（王武，2009）**（治理**

模型2)。

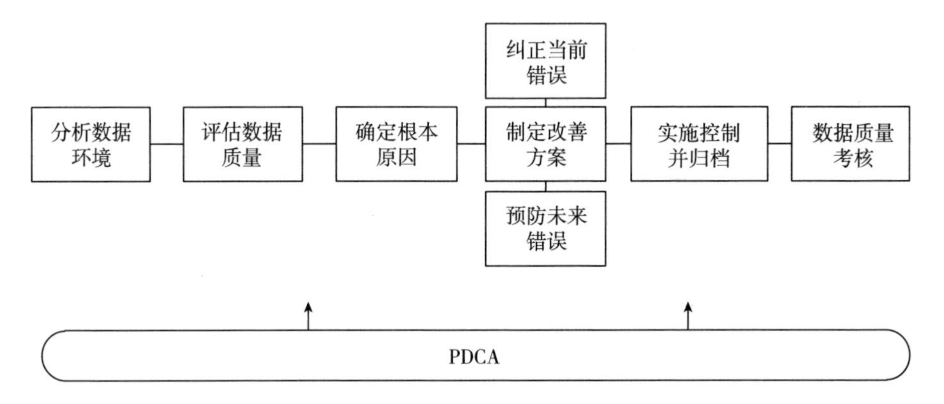

图4.5　基于PDCA大数据质量管理过程模型

步骤一：分析数据环境。基于大数据生命周期模型，收集、汇编、分析医疗健康大数据内外部数据环境，确保主数据及关联数据能够纳入后续评估、根因分析、质量控制和考核等大数据管理环节中。

步骤二：评估数据质量。遴选符合医疗健康大数据管理和业务需求的质量评估维度（指标体系），进行数据质量评估（实际执行中可预评估并调整指标体系）。

步骤三：确定根本原因。依据数据质量评估过程和评估结果，找出影响数据质量真实原因（技术、管理或业务角度），区分根因优先次序，给出针对性建议。

步骤四：制定改善方案。基于根因分析，以限定的资源（时间、人力、资金等）为前提，设计具有可操作性的数据质量改善方案，设定数据质量目标，制订管理计划，建立工作制度，纠正当前错误并预防未来错误。

步骤五：实施控制并归档。统一监督并核实所进行的数据质量改善方案，通过标准化、归档和成功改善数据质量的经验积累，维护并积累成为数据质量问题特征库，不仅解决当前数据质量问题，更要杜绝同样问题的再次发生。

步骤六：数据质量考核。基于前面五步，定期进行数据质量考核，通过必要绩效手段督促大数据质量管理流程顺畅、持续运转；考核既是前面改进工作的验证，又是新一轮改进工作的决策依据；整个六步并非一次性完成即可，在实际应用过程中需遵循 PDCA（Plan - Do - Check - Act）循环，渐进式循环改善数据质量。

4.4.1.2　重点开展数据质量评估

数据质量评估及考核是数据质量管理过程模型的核心和难点，国内外数据评价模型通常包括评价方法、技术工具、评价标准、流程规范等方面，尚未形成广泛认可的评价模型体系（宋敏、覃正，2007；张宁、袁勤俭，2017）。**治理准则 6：开展数据质量评估**。如表 4.1 所示，通过众多行业及领域的共性归纳，数据质量更多地集中体现在 12 个维度（Bronnert et al.，2012）。

表 4.1　通用数据质量维度

序号	维度	说明
1	规范性	对数据标准、数据模型、业务规则、元数据和参考数据进行有关存在性、完整性、质量及归档的测量标准
2	完整性	基础准则，例如填充率、有效性、数值与频率分布列表、样式、范围、最大值和最小值等
3	重复性	对存在于系统内或系统间的特定字段、记录或数据集意外重复的测量标准
4	准确性	对数据内容正确性进行测量的标准，需确立权威参考值，有时需要手动进行且比较耗时
5	一致性及同步	对不同来源的数据等价程度的测量
6	及时性和稳定性	数据对预期时间段内对特定应用的及时程度和稳定程度的测量标准，是否最新且及时可用

续表

序号	维度	说明
7	易用性和可维护性	数据可被访问和使用的程度，以及数据能被更新、维护和管理的程度
8	数据全面性及覆盖	数据总体或全体相关对象的数据可用性
9	可获得性及表达质量	如何从来源收集和获得数据，是否简单有效的信息表达
10	可理解性、关联性和可信度	对业务所需数据的重要性、实用性及相关性的测量标准
11	数据衰变	数据负面变化率，是否采用适当方法维护及采用什么样的频率更新
12	效用性	数据是否达到预期和满足设定业务需求情况

归纳来讲，数据、数据所在的系统、使用数据的用户三个因素会影响到数据质量，如图 4.6 所示，对应大数据质量可以分为：内部质量、外部质量和使用质量，内部质量是数据集本身固有的特性，如准确性、完整性、丰富性等，外部质量描述了数据集的外部特性，如可用性、安全性和性能等，使用质量描述了用户使用的度量，如可查询性、信息性等。

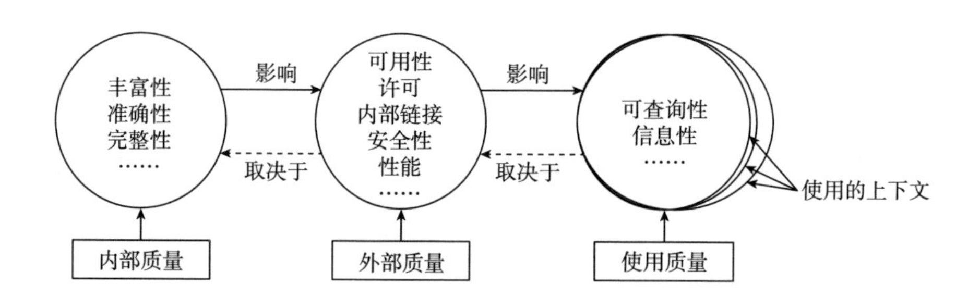

图 4.6　大数据质量分类

与传统数据质量不同，大数据质量分类增加了两个概念：应用上下文、使用质量。应用上下文也称应用场景，表示数据集在何种情况下使用，而用于特定领域共同的应用场景称为领域上下文，**上下文由名称、使用领域、参考模式、参考数据集、字典数据集和用例集合以及度量权重组成**。对于每个不同的应用领域，由领域用户提供上下文，常见的上下文可以形成行业规范；参考模式表示一个数据集合应该包含的属性字段，以及属性字段的各种约束；参考数据集是一个样例数据集合；字典数据集是领域的标准字典库；用例是一组自然语言查询，用于检测数据集合中的数据能否给出答案；在评估数据集合质量的时候，用例集合被转化为面向数据集的查询，而各种参考模式、参考数据集合等被用于帮助计算各种度量。通过上下文的定义，让不同领域的需求可以映射到统一的数据质量评估。使用质量是一个从软件质量领域借鉴过来的概念，使用质量主要说明在使用数据过程中，用户感觉到的质量。基于上下文提供的一组示范查询用例，或是用户提供的一组查询要求，可以评估在数据集合上查询是否方便，查出的结果是否含有足够的信息量，进而评估数据集合的使用质量。

对医疗健康大数据质量评估需要按照数据使用的需求进行，可能会使用上下文。所有的质量评估可以分为有上下文的质量评估和无上下文的质量评估。

对于有上下文的质量评估流程如下：

（1）数据评估需求方选择待评估的数据集，并给出评估需求。

（2）数据评估者按照评估需求选择相应的领域上下文或是应用上下文。

（3）如果系统缺乏与评估者需求相一致的上下文，则评估者与数据评估需求方，协作完成对该上下文的定义，在必要的时候可以聘请领域专家。如果需求大致一致，可以在已有的上下文上，根据用户需求进行客户化。例如，评估者侧重的度量，度量与整体质量的关系，都可以根据需求设置。

（4）数据评估者基于选定的上下文选择度量。

（5）数据预处理。

1）数据抽样。当数据集的数据量非常庞大时，如每天有几百万条数据，而且数据集中有好几年的数据。在庞大的数据上进行度量的计算会耗费大量的时间和资源，所以需要对数据集进行抽样，构造出一个合适的数据子集，后续的度量计算在这个子集上进行。

2）数据模式对齐。如果选择的度量中，需要与上下文中的模式或是数据字典进行匹配。例如，在计算模式的完整性时，计算哪些字段是必须要的，但在数据集合中缺失了，这时候就需要用到上下文中的数据模式。此时需要先将上下文中标准模式和数据集中的模式做模式对齐，再找出数据集的模式中包含哪些标准的字段，缺少哪些字段，然后再进行度量的计算。再比如说，在计算准确性的时候，需要知道待评估的数据集合中，哪些字段引用的是数据字段的数值，这时候也需要进行模式对齐。模式对齐既可以用手工方法，也可以用自动方法。

（6）度量的计算。

1）度量的计算过程中，有些度量可以直接进行计算，例如表的数量、实体的数量都直接通过计算机进行统计即可。

2）部分度量的计算就比较困难，难以直接计算。例如准确性，假设工具中有个度量叫记录准确性，它的计算是用正确的记录数量/总共的记录数量。但是如何判断记录是否正确就比较困难。可采取自动检测与人工评估相结合的方法。

3）部分度量不通过机器自动计算，需要人工进行评测。比如说，数据的可读性、可理解性。再比如说，对于语义错误，自动探测算法很难全面，需要结合人工进行评估。但是，人工评估依赖于个人经验，也会有比较强的主观性，需要尽量降低人工评估的主观性。

（7）对数据集按照评估的结果进行排序。当所有已选择的度量计算完成之后，数据集在每一个度量上都有一个百分制的评分。然后将所有的度量评分聚合为一个最终的质量评分，再将数据集按照评分进行排序。各个度量聚合的权重可通过三种方式获得：第一种是按照上下文中由领域专家设定的评分标准；第二种是由数据评估者自己设定各个度量的权重；第三种是使用机器学习的方法，基于上下文中各个维度的重要程度得出权重。可以根据具体情况，选择相应的方法。

而无上下文的质量评估并不需要使用上下文，流程和上面的类似，只需剔除与上下文相关的步骤即可。当数据质量评估完成后，会生成一个质量评估报告，报告中会对数据在各个维度的质量情况进行描述，并且将数据中的错误等问题反映出来，以便后续的质量改进。

4.4.1.3　设计大数据质量考核指标体系

治理准则 7：设计考核指标体系推进数据质量持续改善。虽然数据质量有诸多维度，各行各业在进行数据质量评估时并不会不加筛选地盲目采用，往往都会根据业务特色和实际需求，进行数据质量维度的协同使用，少量但必须的维度能相对最优化地表达业务数据质量绝大部分评估需求即可。在区域医疗健康信息化进程中，国家卫健委发布的基于居民健康档案的区域卫生信息平台建设方案对数据采集有相对明确界定，数据都围绕居民健康档案采集和存储，全国多个项目实施的数据质量评估中，在兼顾数据管理和应用效果保障双重需求下，各地平台承建方（卫健委）采用的维度往往存在一定程度差异。**结合全国多地区域医疗健康信息平台数据质量评估采纳的标准情况，归纳了五个核心维度应对数据质量评估和质量考核：完整性、关联性、准确性、及时性、稳定性。**

（1）完整性：主要评估表单上传的完整性以及患者在就诊环节中产生

的业务数据完整性。具体来讲，医院数据上传至区域医疗健康平台时，数据通常分散在不同的院内业务表单中，往往包括：门诊就诊记录表、门诊处方明细表、门诊收费明细表、住院就诊记录表、住院医嘱明细表、住院收费明细表、诊断明细表、实验室检验报告表、检验结果指标表、细菌结果表、药敏结果表、出院小结表、手术明细表、医学影像检查报告表等。表单上传率能直观反映某一类应该采集到的临床数据实际采集到的情况。表单上传率的参考计算公式为：$表单上传率 = \frac{实际上传表单个数}{应上传表单个数} \times 100\%$。而患者在就诊环节中产生的业务数据完整性通过数据量约束性来体现，举例说明：评估要素为“已收取了检验费用的就诊有多少已具有了检验报告”，指标计算方法为“HIS 中提交收取检验费用的就诊是否有至少一份检验报告提交（通过接口表定义的外键关联查找是否存在相关数据）”。

（2）关联性：主要是评估表单数据上的关联关系。举例说明：数据表 a 记录了门诊就诊记录表，与之对应的关联数据表 b 记录了患者信息表，则 a、b 两表之间存在关联条件。

（3）准确性：主要依据医疗卫生业务定义，从语义上来做准确性校验的评估。比如非空率，诊断编码和诊断名称不能为空；比如一些编码准确率，包括药品编码、医用材料、收费项目等。

（4）及时性：主要是评估业务实际产生时间和数据上传时间的差额。举例说明：门诊就诊记录表及时性体现为门诊就诊日期和数据上传日期的差距，昨天患者门诊就医，今天相关诊疗数据上传到平台，则差额为 1 天。

（5）稳定性：主要是评估数据稳定上传的频率，往往采用稳定指数来表达。稳定性指数的参考值设定：C =7：连续 7 天未有数据上传；C =6：连续 6 天未有数据上传；C =5：连续 5 天未有数据上传；C =4：连续 4 天未有数据上传；C＝3：连续3天未有数据上传；C＝2：连续2天未有数据上传；C＝1：连续1天未有数据上传。稳定性指数数值越低，代表数据上传的稳定性越好。

在实际进行数据质量考核时，针对单个考核单位，如一个医院，首先完成单个维度的所有指标项评分，然后再综合五个维度得到整体评分。同时，根据管理需求和实际的数据质量所处程度，每个维度可以配备不同的权重，权重可根据业务管理的需要进行调整，基本原则是初期给予完整性、稳定性和及时性的权重高一些，而中后期逐步将权重值配给关联性和准确性。举例说明：数据质量综合得分＝完整性得分×完整性权重（40%）＋稳定性得分×稳定性权重（15%）＋关联性得分×关联性权重（15%）＋准确性得分×准确性权重（15%）＋及时性得分×及时性权重（15%），这样的评分适用于初期，鼓励机构首先保障数据能够完整、稳定地上传，解决数据有无的问题，随着机构得分的逐步提高，权重会向准确性和关联性倾斜，以解决数据好坏的问题。

4.4.1.4　应对传统数据质量向大数据质量的演变

上述数据质量评估及考核更多的是基于区域内医疗卫生行业内部采集和共享的数据而言，除了此类传统主数据外，健康相关的参考数据也会引进来，此类新增大数据给医疗健康数据质量管理带来了新挑战，如表4.2所示，传统的数据质量管理与大数据质量管理存在一些差异。

表4.2　传统数据质量管理与大数据质量管理的差异分析

差异点	传统数据质量管理	大数据质量管理
处理频率	基本是批量数据	更多是实时的批量数据
数据多样性	数据格式以结构化为主	数据格式结构化、半结构化或非结构化

续表

差异点	传统数据质量管理	大数据质量管理
置信度	数据基本原样获取	数据噪声多，数据来源的权威性没保障
数据清洗及质控时间选择	在数据被存储前往往得以清洗和质控	因关键数据元素和关系不能提前充分理解，同时数据体量和速度可能会要求采取流式的、内存中的分析来清洗，存储后再因需质控
关键数据元素	相对固定的医疗卫生业务能较清晰界定关键数据元素	数据可能被模糊定义甚至错误定义，关键数据元素在探索中反复变化
管理工作	数据管理员可对大多数数据进行管理	因数据体量大和速度快，数据管理员只能顾及相对范围内的数据

面对上述差异，医疗健康大数据质量管理需要考虑一些新的应对。医疗健康大数据的应用会越来越多地依赖外部健康相关的参考数据（这并不代表主数据的重要性下降），那么大数据管理中需考虑增加识别关键数据元素环节，比如社交媒体数据中时间戳、用户名或其他个人身份信息、单次大数据利用的有用及可用信息（其他则作为“噪音”暂时剔除）等；外部引入的健康相关大数据的可接受阈值不能一成不变，视其在数据分析和应用流程中如何使用而异，设置大数据质量管理员：制定符合业务规则的大数据质量置信区间，持续解决大数据质量问题，定期报告大数据质量趋势并进行研判；必要的情况下将非结构化数据转化为结构化数据以便利用传统的数据质量管理体系，前提是数据丢弃在可接受范围内。

在区域医疗健康信息化进程中，电子健康档案仍然会继续扮演重要角色，即使传统电子健康档案加入了大数据元素，仍然要主张大数据质量改进的第一受益人是患者而非医务人员（即使是面向医务人员的档案调阅，设计的初衷和根本也是以患者为中心，使医务人员更好地为患者单次诊疗最优化服务）。

同时，为了有效改善电子健康档案质量，促进大数据治理，公众可以扮演更加主动的角色，可尝试更多“以用促改”措施（**治理示例3**）：①更广泛的宣传使公众认识到建立居民电子健康档案的主要目的是让每个人在自己的一生中能知晓、利用、管理个人散落在不同医疗卫生机构的个人健康信息，并可以在任何地点、任何场所以个人喜欢的方式安全调阅；②鼓励公众尽可能地在线查阅个人健康档案，找出档案中有问题的数据和记录（包括缺失、错误、不准确、关联不当等），有顺畅的渠道反馈给管理部门，由管理部门归纳问题所在并解决问题，如数据源头有问题，则需要数据来源单位进行核实和处理；③政府尝试购买第三方服务，提供居家健康监护设备，个人生理体征信息实时更新至健康档案，提供在线评估及健康教育等免费服务；④公众健康服务门户网站持续优化和改进，提高网站吸引力，如病友交流和互动模块，更加开放、实用的就诊评价，帮助患者选择某类疾病的合适的医生等；⑤更多人性化、优质的医疗健康大数据服务的在线提供等；⑥数据质量监测的自动化、智能化的技术实现；⑦数据质量定期通报及奖惩机制等。

4.4.2　大数据资产管控

4.4.2.1　大数据资产及价值实现

《企业会计制度》第九条指出，资产是指过去的交易、事项形成并由企业拥有或控制的资源，该资源预期会给企业带来经济利益，并可以通过货币来计量。但资产的内涵及外延随着时代发展而改变，从实物到专利、客户、品牌、商誉等。大数据正逐步成为新兴生产要素和基础资源，能够被重复利用或组合使用以便创造价值。越来越多的企业和组织意识到应构筑大数据资产以提升核心竞争力（李谦等，2014），比如支付宝的金融信用数

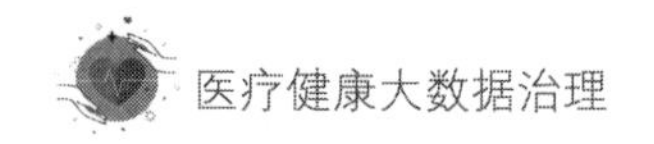

据资产、微信的社交及个人偏好数据资产、政府部门的政务数据资产等。

大数据资产是指组织拥有或可使用（法律属性），能给组织带来未来经济效益或社会效益（经济属性），并且业务价值可量化的大数据资源集合（业务属性及具体形态）。大数据资产归属长期资产和无形资产，一般需考虑成本和价值（张志刚等，2015），大数据资产所产生价值应大于其生产和维护成本（李谦等，2014）。因医疗健康领域具备公益和准公共产品（或服务）属性，使医疗健康大数据的资产往往首先强调社会效益价值，一般体现在医疗服务模式创新上，重点是公益或监管类服务。其次兼顾经济效益或附加价值，其成本一般体现在建设费用、运维费用、数据获取或交易所产生费用等方面，其价值往往体现在大数据资产应用方面；大数据资产的分类、使用次数、使用对象和使用效果等作为价值的重要维度（张志刚等，2015），是大数据资产评估及定价时的主要依据。

医疗健康大数据资产的价值实现有两种途径：一是直接利用大数据进行医疗业务模式及信息化模式的创新，创新直接带来社会效益和经济效益，如利用大数据来降低医疗成本（卫生行政决策、医疗诊断、疾病防控等直接和间接成本等），称为现实价值；二是利用大数据拓展原有信息化服务和应用，创造新的社会效益和经济效益，比如通过大数据向临床人员、卫生管理人员、病患等提供更优服务的选择机会等，称为选择权价值（郑英豪，2015）。无论何种价值，都要求保值和增值，保值体现在已经积累的大数据及其正在成熟推进的应用，增值则体现在不断拓展大数据获得渠道，包括内部渠道（如来自医疗卫生机构持续新增数据的全量采集以及历史数据整合）和外部渠道（如借助政府数据开放而免费获得的公共数据或通过数据交易有偿获得的必要数据）。

目前我国区域医疗健康信息化还处于初中级阶段，医疗健康大数据价值依然相对单一，比如出院小结，它往往存储在院内五年或更久，其价值更多是“为成本而存在”，属于隐藏的财富，并不具备显著的经济利益，但其一旦被批量采集至区域集中存储，通过全面分析区域内患者大数据，就可能找到更有疗效的诊治方式，将极大节省治疗成本，进一步的分析还可能创造直接经济价值，此时的医疗健康大数据的价值更多地体现为“为未来而存在”，如果此类数据经过适宜授权能够进行有偿使用，则体现为“为交易而存在”或“为业务价值实现而存在”。

拥有大数据并不等同于拥有大数据资产（李志强等，2014），大数据资产的内核是知识含量（高伟，2016），构建大数据资产的关键在于大数据资产化（李谦等，2014），进行大数据资产造册，能够从“可信度”和“使用度”等方面对大数据资产进行价值评估，反映数据质量属性和数据利用情况，实现大数据资产的价值可度量，满足围绕大数据资产而进行的交易活动等。**医疗健康大数据资产化是通过构建和实施大数据资产管控，将大数据转化为与实物资产、知识资产、人才资产一样能为医疗卫生机构不断创造价值的核心资产的持续过程。**对数据的管理至少经历了数据管理、数据资源管理和大数据资产管控。而大数据资产管控把大数据作为一种全新资产形态，以资产管理的标准和规范来进行管控。如图 4.7 所示，大数据技术能力体现为大数据全生命周期治理成果，强调 IT 技术，而医疗健康业务价值实现是区域医疗健康信息化进程中大数据治理的最终目标，衔接 IT 技术和业务发展的就是大数据资产管控能力。**某种意义上，大数据资产管控能力已逐步超过拥有资产本身的价值（高伟，2016），大数据资产需要有效管控及合理流动才能实现业务价值最大化（刘玉，2014）（治理认知 3）。治理准则 8：医疗健康大数据需要从制度和工具两个层面进行资产有效管控。**

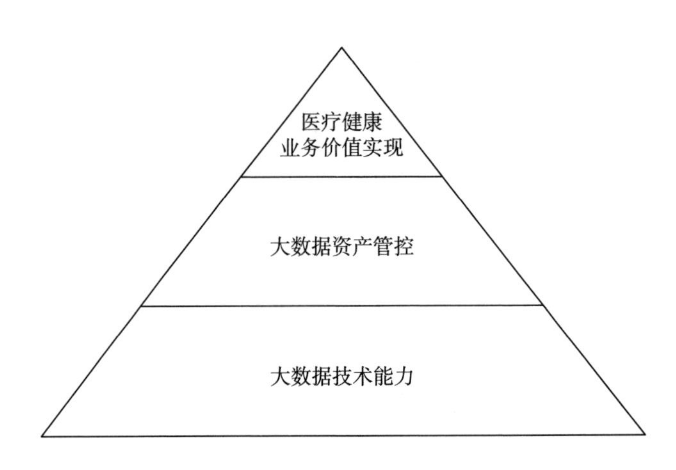

图 4.7 医疗健康大数据发展方向

4.4.2.2 建立大数据资产管控制度——业务视角治理

从资产角度出发，大数据业务活动要涵盖大数据资产的认定、计量、评估、运营、合作、交易、租赁、处置、盘点等诸多环节，每个环节都面临新的管理要求，归纳起来包括以下内容：

（1）职能部门管理。为应对大数据资产管控要求，多地政府建立的大数据管理局，众多企业内部成立的大数据委员会，成为了承担大数据资产管控的主体部门。在医疗卫生领域，各级卫健委及医疗卫生机构应该成立内部专业部门，承担大数据资产管控职责，实现从大数据运营到运营大数据的转变，围绕大数据资产开展工作。

（2）资产报告管理。在大数据资产的生命周期内，及时梳理大数据资产状态，建成大数据资产目录，满足政府部门间及医疗卫生机构间的共享或免费公开要求，对资产统计及其状态变化等需要形成资产报告制度。

（3）资产形成占用管理。医疗健康大数据资产逐步积累，随着数据开放及交易越来越普及化，加上人们对健康需求的个性化，数据资产的交易内容及规模不断丰富，医疗健康大数据资产的来源及形成方式越发多元化，妥善保护数据资产并管控转移过程成为焦点，需要具备资产形成占用管理制度。

（4）保值增值管理。类同于一般资产，大数据资产也具有保值增值的管理要求，大数据交易、租赁等为大数据价值变现提供了合法途径，保值增值管理也需要制度化。

（5）配置使用管理。医疗健康领域，积累了丰富的大数据，但业务价值并未有效挖掘，医疗健康大数据资产处于长期闲置、低效运转等情况，针对性的调剂及配置有助于盘活资产价值。

（6）资产处置管理。医疗健康大数据的所有权、管理权、使用权的确立，三权的转移及核销等都属于资产处置管理范畴，转让、出售、归并、共享、开放等都需要制度约束。

（7）评估清查管理。大数据资产在其生命周期内需要不同维度的评估以满足不同的业务管理需要，评估及清查本身也是其他制度有效性的验证及优化意见来源之一。

4.4.2.3　构建大数据资产管控平台——IT视角治理

（1）通过IT系统完成基础数据治理。

1）大数据源规范化管理。区域医疗健康信息化的推进拓展和丰富了大数据来源，这就要求针对不同数据源进行统一管理和维护，并提供可视化、友好易用的管理界面，便于数据管理者接入、监控和维护数据源。

2）元数据统一管理。元数据是关于数据的数据，基础数据治理要求进行元数据统一管理，并提供完整、清晰的统一数据视图，便于用户操作。IT系统可重点实现元模型管理、元数据库创建、元数据采集、元数据维护、元数据查询、元数据目录管理与关联、元数据分析、元数据地图等基础功能。

3）大数据标准及规范核查。充分利用大数据标准及规范治理成果，通过 IT 系统落实数据规范，并提供大数据标准及规范的实时核查及符合性监测等功能，能够灵活进行适配，满足大数据标准及规范体系的治理要求。

4）大数据质量控制。传统的业务系统中的数据质量要求主要是面向业务需求来制定，大数据环境下融合了多方业务数据的平台已经不太适合，大数据质量控制成为重点。通过 IT 系统落实大数据全生命周期治理成果，促使数据提供方提升原始数据质量，解决数据采集进度失控、质量参差不齐、数据不足与错乱、数据标准未履行等常见问题，通过实时监控及在线考评等强化数据质量的事中控制和事后评价，最终通过大数据分析利用的成效来检验大数据质量。

5）大数据资产目录管理。大数据资产目录是以元数据为核心，能够面向不同用户以多角度对数据进行定义、管理、识别、定位、发现、评估、共享、开放使用的管控工具。借助该管控工具对医疗健康大数据进行目录管理，能够了解大数据全貌，包括有哪些数据、数据的密级、哪些数据可以授权给其他用户、数据的格式、数据的存储位置、数据的关联性等各方面的数据信息，并且能够将大数据全生命周期以清晰的视图展现给数据管理人员。

（2）建设大数据资产管控信息化平台（**治理示例 4**）。

根据大数据资产及其价值实现要求，大数据资产管控信息化平台需要实现的基础功能至少应包括数据权限控制、安全审批管理、租户空间管理、数据血缘追溯、数据资源目录开放管控等。

1）数据权限控制。大数据分析利用的需求多种多样，使所采集和存储的大数据涵盖范围和门类广泛，不同数据的重要程度、隐私保护等级各不相同，在数据管理、利用、开放的过程中，需要对其使用口径进行统一管控，即数据权限管理。根据数据业务属性、隐私安全等特征赋予不同的数据等级，数据等级较低的数据将面向用户全面开放，数据等级中等的数据将面向特定用户群体经申请开放，而数据等级较高的数据将实行线上线下多层审核、独立主机访问等措施，实现对数据浏览、申请、利用的权限控制。另外，集中存储的医疗健康大数据需要面向各类用户开放使用以谋求价值最大化，但用户之间的角色、职务、等级、分工、使用目的等存在差异，其所能浏览、调阅、使用的数据也不尽相同，还需要 IT 系统支持用户权限管理，通过对不同用户行为权限、数据权限的调配，形成分级分类的用户体系，从而强化对数据安全的管控。

2）安全审批管理。平台提供了安全审批流程引擎，用户可根据儿童专科数据的密级、业务类型、使用方式以及数据使用者等级等不同因素，面向用户申请、数据申请、空间申请等业务场景，配置不同的业务审批流程，实现普通数据简化审核、重要数据多级审核、核心数据高层审核，保证数据安全、高效地提供给数据使用者。平台还提供了可视化的数据视图，对数据使用情况进行跟踪，以确保数据的申请、审批、使用过程的规范、安全。

3）租户空间管理。平台上的不同用户，因为其各自关注数据的角度不同、涉及的业务范畴各异，通过数据分析解决的问题区别很大、权限范围内可见的数据内容也是不同的。因此，平台针对每个认证用户，都提供一个私有的数据空间，在这个数据空间中，用户可以获得通过审批的数据信息，利用平台提供的分析工具进行分析处理，也可以将自有的数据引入私有数据空间，与医疗健康数据进行融合分析，提高数据的利用价值。用户对私有空间的数据具有基本管理功能，便于其通过清晰的私有数据视图来了解拥有数据情况。同时，各个私有数据空间是严格隔离的，保证数据使用过程的安全。

4）数据血缘追溯。在传统的数据利用模式中，用户获取数据后，拥有数据的平台无法进行数据权属的有效管控，很可能产生如数据滥用、隐私外泄等潜在问题和风险，针对大数据资产治理所建立的管控信息化平台应该专注于数据权属管控，可采用主流元数据管理技术，建立多源异构数据元模型，通过对数据获取、存储、重构、分发等数据全生命周期的管理、查询，发现数据资产血统并构建形成血缘图谱模型，该模型用以对数据处理过程的全面追踪，找到以某个数据对象为起点的所有相关元数据对象及其之间关系（如主外键关系、参考关系、输入输出、历史拍照、冗余备份等）；利用模型对医疗健康大数据的血统分析，基于历代数据源变迁的路径，进行数据的查询求逆、数据评估及数据体检，实现基于数据血统的交易数据溯源并诊断业务发展问题等。

5）数据资源目录开放管控。医疗健康大数据资产的价值在于应用而非占有，构建统一的大数据资源目录并开放使用是治理的重要诉求，这要求大数据资产管控信息化平台能够对开放目录做好管控和安全保障，实现不同角色（使用者、开发者、管理者等）可控安全使用。从数据库角度来看，其管控表现为：数据表管控，数据目录支持对数据表的开放及回收；数据字段管控，支持对数据字段进行开放及回收；值域范围管控，支持对数据表的值域范围进行限定等。

4.4.3 大数据分析及算法

在医疗健康领域，卫生统计专业积累了大量成熟、可靠的数据分析及算法的工具和模型，用以解决行业内不同问题（刘为勇，2017）。理论上讲，大数据分析与传统数据分析的根源相似，后者所具有的弊端对于前者同样可能存在（王乾，2015），但大数据分析技术可对多种集合或不同类型的数据进行聚合处理与分析，它更加重视不同数据间的融合与关联分析（王艺、任淑霞，2017），是一种关注全局特征的分析方式（黄小龙，2017）。大数据技术框架包括存储管理、计算、分析和可视化技术（刘智慧、张泉灵，2014），其中分析技术是大数据的关键技术（李文娟等，2015），在全球范围内大数据分析的主流工具及方法包括 Hadoop、Spark、Storm、Apache Drill、云计算等（黄小龙，2017），目前我国大数据技术处于快速增长阶段（李文娟等，2015）。

医疗健康大数据应用的需求在逐步增强，同时也越来越呈现出多样化（黄小龙，2017），比如大型综合医院在精准医疗上需求迫切，而疾控中心更加需要疾病的预测与预防。经归纳发现，医疗健康大数据应用对象一般包括卫生管理人员、公共卫生业务及管理人员、医务人员、健康产业从业人员及社会公众等，大数据分析行为往往针对某类服务对象的特定需求进行，所建立的大数据分析模型及算法对其他服务对象直接参考作用有限（任慧朋，2016；孟小峰、慈祥，2013）。人们可获取的医疗健康数据量飞速增加，远远超过了现在进行数据分析以便给个人和公众带来健康收益的能力（Powell & Buchan，2005），研究者正在致力于创造一种可以充分利用大数据密集型环境优势的统一建模方法（王乾，2015）。

治理准则9：优先专注于构建通用、高速及灵活的大数据分析及挖掘模型以及发展普适算法，构建包括基础知识库及术语库在内的后台支撑体系。比如针对医务人员构造相对通用的临床分析大数据模型库、病例相似模型、疾病分类模型、疾病生存分析模型、治疗与用药安全性监测模型、预后评估模型、卫生经济学评估模型等；医疗健康大数据分析需考虑最迫切的、需求强烈的普适算法优先建立；模型库可以基于已有的成熟数据挖掘与统计算法，比如分类算法、聚类分析、时间序列分析、关联规则、显著性分析等。所建立的通用大数据分析及挖掘模型可以在IT架构治理后形成的大数据分析沙盘中进行模拟和探索，在实际医疗卫生业务产生具体需求时，进行一定个性化处理即可开展对应大数据分析利用；术语库的建立可依托国际、国家及行业标准及规范，整合国内规范教材和经典案例等，重点是完成非结构化数据的术语建设，通过领域及行业专家参与及评定后逐步扩展形成。在后续不同个性化分析及利用需求出现时，能够基于基础知识库进行支撑并扩展，进一步为临床诊断提供个性化服务。

4.5 第五环节：医疗健康大数据应用

目前国内外医疗健康大数据应用主要集中在五个方向（黄小龙，2017；Zheng，2016；Chawla，2013；Curtis，2014）：一是临床环境下的精准医疗应用，典型的如个性化医疗、基因诊断与治疗、诊疗决策辅助等；二是市场环境下的自我健康管理应用，包括慢性病远程监测与居家干预、公众日常健康监测与干预等；三是学术环境下科研应用，如预测建模、临床实验等；四是医疗卫生的精益管理应用，如医院医疗质量管理、卫生决策辅助、医院绩效分析和公共卫生领域的预测及监管等；五是新兴的智能医疗应用，如医疗AI、可穿戴医疗设备以及移动医疗等。

治理准则10：区分应用对象，强调有效利用和数据解释（陈健，2017）。如表4.3所示，医疗健康大数据的应用对象众多，主要包括临床医务人员、卫生行政管理人员、公共卫生从业人员、社会公众、健康产业从业人员，不同对象的应用需求存在显著差异，对数据质量以及数据分析的要求不同。同时我们应认识到，非结构化数据的业务价值可能会高于结构化数据，以日渐成熟的电子病历为例：其结构化数据与非结构化数据并存，非结构化数据包括病人病情的自然语言描述、临床产生的大量PACS影像、B超影像文件、心电图、波形图、CT片等诊断信息此类数据的重要性并不比结构化数据低，比如病人病情的自然语言描述要比患者基本信息等结构化数据更丰富形象，对医生的诊断也具有很强的辅助作用。无论结构化还是非结构化数据，都以有效利用和最终体现的业务价值为衡量标准。

表4.3　医疗健康大数据应用对象相关属性

应用对象	数据质量要求	应用属性	典型应用场景
临床医务人员	较高	传统应用	临床诊断、临床治疗、医疗协同、临床科研等
卫生行政人员	一般	传统应用	卫生监管、决策辅助等
公共卫生从业人员	中等	传统应用	实时监管、预防控制、决策辅助等
社会公众	一般	新兴应用	自我健康管理等
健康产业从业人员	一般	新兴应用	产品研发、营销辅助、服务改善等

对于用户来讲，往往不会关心大数据分析处理的过程，而更在意大数据分析的结果解释和展示（孟小峰、慈祥，2013）。大数据分析结果出现复杂化趋势，鉴于人类对于海量高维复杂数据的认知能力有限（王亚沙、赵俊峰，2015），为提升数据解释及展示能力，需要引入数据可视化技术（刘智慧、张泉灵，2014），数据可视化将是大数据时代不可缺少的利器（陈为，2015）。虽然目前针对医疗大数据可视化技术的实质性研究不多且存在一些问题（王艺、任淑霞，2017；Khan & Shah，2011），但它作为一种辅助人们理解与直观地掌握数据特性的有效手段，能尽量反映多维信息及其各

属性之间的关系信息，帮助人们准确快速地发现数据集中隐藏的特征、关系、模式、趋势等。常见的可视化技术有面向像素的技术、基于集合的可视化技术、基于图标的技术、基于图像的技术等（刘智慧、张泉灵，2014；王艺、任淑霞，2017；刘勘等，2002）。通过引入可视化分析技术可以有效帮助分析利用医疗健康大数据（王艺、任淑霞，2017），比如医院的管理者们可以把孤立的数据集融汇成统一的数据流，从而揭示医院、患者、药物、医护人员之间的复杂关系。

4.6 本章小结

医疗健康大数据治理框架得出之后，距离框架的实施和落地还有差距。本章将进一步进行框架的方法论匹配，确保框架的可操作性及普适价值。本章匹配治理框架的方法论由认知、准则、工具、模型及示例等多维度组成，方法论的获得来自多个途径：①依据既有研究相关理论体系的拓展；②依靠个人经验及专家咨询的输出；③利用文献中学术观点的指导；④依据政府政策文件支撑；⑤基于典型案例分析时大数据治理实践的启发等。

如表4.4所示，本章医疗健康全生命周期治理相关方法论得出，对研究方法及研究结果进行了归纳。以医疗健康大数据组织为例说明，本章得出了治理认知1，采用的是研究方法为③，即利用文献中学术观点的指导，同时得出了治理认知2，采用的是研究方法为②、⑤，即依靠个人经验及专家咨询的输出、基于武汉市的典型案例分析时大数据治理实践的启发。

表 4.4 医疗健康大数据全生命周期治理方法论归纳

治理元素		认知		准则					工具	模型	示例	
医疗健康大数据组织	研究方法	③	②、⑤（武汉）	②、⑤（四川）	②						②、④、⑤（国家）	
	研究结果	1	2	1	2						1	
医疗健康大数据采集	研究方法			②、⑤（四川）					⑤（四川）	⑤（上海）	⑤（四川）	
	研究结果			3					1	1	2	
医疗健康大数据存储	研究方法			③、⑤（成都）								
	研究结果			4								
医疗健康大数据处理分析	研究方法	①、③		③	⑤（上海）	⑤（上海）	①、②	⑤（上海）		③	⑤（广州）	⑤（上海）
	研究结果	3		5	6	7	8	9		2	3	4
医疗健康大数据应用	研究方法			③								
	研究结果			10								

基于第 3 章形成的大数据治理框架，本章首先从大数据全生命周期治理角度进行研究。大数据全生命周期包括大数据组织、大数据采集、大数据存储、大数据处理分析、大数据应用；大数据组织治理包括组织架构调优及 IT 架构升级，前者偏重业务及管理角度治理，后者偏重信息化技术角度治理；大数据采集及大数据存储治理属于基础性治理；大数据处理分析治理涉及大数据质量、大数据资产管控、大数据分析及算法，大数据质量可充分复用传统数据质量管理经验，大数据资产管控属于新兴课题，大数据分析及算法更新和发展较快；大数据应用治理是大数据全生命周期其他环节的验证和成果体现。本章研究成果极富医疗健康行业特色，属于微观层面治理，与后续中观、宏观层面治理形成有机互补。

第5章

医疗健康大数据行业内部治理

根据研究得出的医疗健康大数据治理框架，除了进行医疗健康大数据全生命周期治理以获得大数据能力之外，还需要结合医疗健康行业特点，进一步进行行业内部治理。

5.1 医疗健康大数据资源规划

5.1.1 理论参考及规划关注维度

医疗健康大数据资源规划源于信息资源规划理论及信息工程方法论（治理认知4）。信息资源规划是针对企业生产经营或机构业务活动所需要的信息，从采集、处理、传输到使用的全面规划与管理活动（春增军，2009；王学颖，2010）。继人、财、物等传统资源之后，大数据已成为行业或领域新兴重要信息资源之一，大数据资源可理解为大数据资源本身及其全生命周期管理所需要的人员、设备、技术、资金等多种要素的总和，大数据资源规划可细分为地域（国家、省、市等）大数据资源规划、领域大数据资源规划、组织大数据资源规划（周耀林、赵跃，2017）。2013年以来，针对不同行业的多项调查显示（周耀林、赵跃，2017；Davenport，2014）：虽然意识到大数据资源规划重要性者较多，但单一组织制定或拥有大数据资源规划者仅占比20%左右。因大数据应用尚处于起步阶段，迫切需要回答“如何开始及从哪里开始”的问题，在此阶段进行大数据资源规划具有现实意义（周耀林、赵跃，2017）。将大数据作为信息资源进行规划，方便理清并规范大数据的采集、存储、处理和利用的目标、需求及方法等，有助于整合大数据资源并提高大数据资源价值。针对大数据资源规划的理论研究当前尚不能构成体系（Hyeon & Kyoo – Sung，2015），一般认为其来源于信息资源规划理论及信息工程方法论。美国著名管理和信息技术专家詹姆斯·马丁（James Martin）针对计算机类企业提出了信息工程方法论，用以支持大型信息化工程“自顶向下规划设计”与“自底向上建造实现”相结合的社会实践，在20世纪80年代提出了四类数据环境：数据文件、应用数据库、主题数据库和信息检索系统。其中，主题数据库已被广泛用于信息资源规划并作为规划重要产物之一而存在，信息资源规划及信息工程方法论的应用已经深入到我国各行各业（马费成、李纲，2001；刘延芳，2012）。大数据已广泛应用于医疗健康领域各个环节，与医疗设备、医院床位、医护人员等一样作为生产要素而存在，医疗健康大数据作为资产，对其进行优化和配置等规划工作的必要性和价值逐渐凸显出来，面向医疗健康领域的大数据资源规划正是上述两个理论的融合与创新突破。

在区域医疗健康信息化发展进程中实施大数据资源规划，是整体治理

活动的最前置环节（治理认知5）。目前无论是发达国家还是发展中国家，无论是何种医疗体制和何种经济发展水平的国家，区域医疗健康信息化建设项目均趋于统一规划（王艳军，2017），大数据时代也将继续沿用该思路。医疗业务的复杂性及其所产生数据的准确性要求等行业特色，从数据层面进行资源规划和梳理的治理需求要显著高于其他多数行业（刘延芳，2012）。归纳来看，面向医疗健康领域的大数据资源规划重点关注六个维度：一是代表源头的大数据资源活动主体，如卫生管理部门、医疗机构、公共卫生机构、健康服务类企业等；二是作为规划活动中对象行为的大数据资源实体内容；三是代表规划活动中对象状态的大数据资源时空布局与均衡，主要体现在医疗健康大数据全生命周期；四是各类大数据资源的社会环境，医疗健康大数据资源主体活动时及规划活动发生时的各种外力因素；五是体现规划的执行和可持续性的大数据资源保障机制；六是大数据资源的自增长，即不进行规划或规划执行不力时大数据资源按照原有路径的发展。

5.1.2 规划实施流程及其工具和方法

医疗健康大数据资源规划是一个渐进明细的系统工程，结合在广州、武汉等多个区域医疗健康信息化项目建设的个人咨询经验，提炼医疗健康大数据资源规划实施流程，如图5.1所示**（治理工具2）**。

医疗健康大数据资源规划除了可以参考上述流程之外，在实施过程中还要具备多维视角的综合考量（李泉等，2011；高昭昇等，2011）：一是需要兼顾利益相关方，比如大数据来源主体机构、大数据使用相关机构、区域内大数据的管理机构、大数据对外共享和交换的政府及其关联机构、对大数据应用的上级监管机构以及提供健康相关的参考数据的社会类机构等，

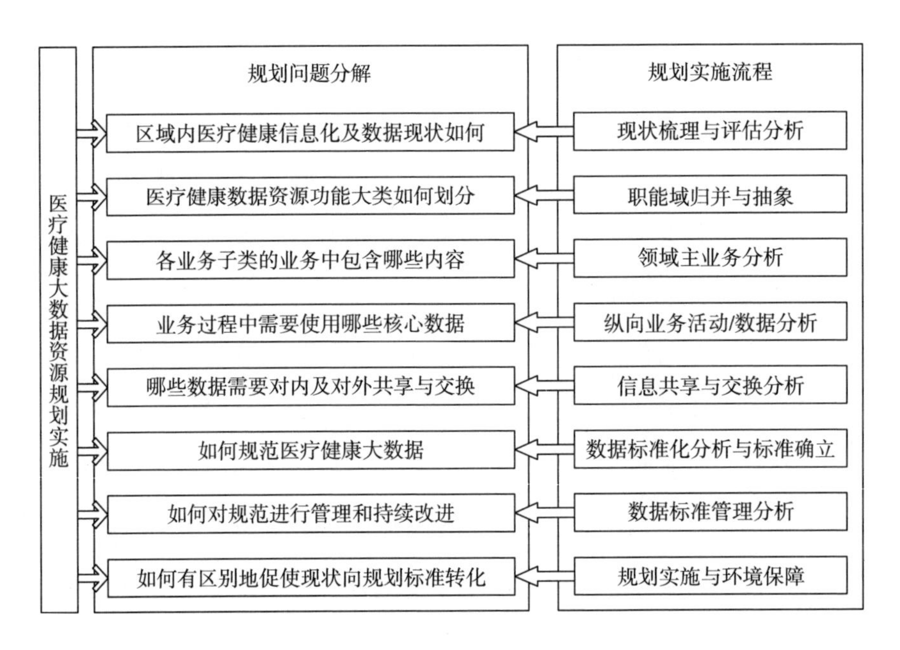

图 5.1　医疗健康大数据资源规划实施流程

归纳来看利益相关者包括大数据产生者、收集者、处理者、应用者、监督者（郑大庆等，2017）；二是要识别业务核心数据流在细分领域的特色，比如医疗服务、妇幼保健、疾病防控、卫生监督、急救管理、血液管理及基层卫生等。如图 5.2 所示，是针对运营式系统阶段的传统医疗卫生大数据，归纳了规划实施的工具及方法（**治理工具 3**）。而对于感知式系统阶段以及用户原创内容阶段类的医疗健康大数据，其主体主要体现在健康产业中各商业化企业中，遵循市场规律发展即可。

健康相关机构 | 监管机构 | 政府相关机构 | 管理机构 | 医疗内相关机构 | 主体机构 | 利益相关方

第三方检验检查、体检、制药企业、基因检测、远程监护、健康增值、社交网络等

省卫计委、省妇幼、省CDC、国家CDC、省卫监所等上级管理部门

医保、药检公安等

计生、托幼等

乡镇机构

区域卫计委（区域卫生信息平台承建方）

社区卫生机构

社区卫生机构、婚检及助产机构等

医院社区卫生机构

医疗卫生机构

公共卫生机构

综合医院专科医院

妇幼保健院

CDC、健教所、精防所、皮防所、结防所、职防所

卫生监督机构

急救中心

中心血站

社区、乡镇卫生院、村卫生室

医疗服务 | 妇幼保健 | 疾病防控 | 卫生监督 | 急救管理 | 血液管理 | 基层卫生

规划流程	现状评测	职能域抽象	领域主业务分析	业务活动数据分析	信息共享交换分析	数据标准化	数据标准管理	规划实施环境保障
规划内容	制定现状评测量表和定性访谈录，掌握现状并分析抽象出迫切需求、长远需求、潜在需求等	确定职能域划分粒度、定义职能域、实现职能域的归并与抽象	各领域业务范围圈定、定义业务过程、识别业务内容及核心主业组件	分析各纵向业务组件中包含的主要业务流程、活动及其使用的数据	掌握业务信息共享及交换需求、共享数据项用户视图及归类、共享信息实体分类	建立数据分类框架、参考卫生部及行业主要数据标准，形成区域参考数据集和代码表	形成数据元规范与著录，得出数据标准管理方案	形成规划实施方案和保障机制
规划方法	现场调研、问卷调查、定性访谈	专家小组讨论、面向服务建模	面向服务建模、SOMA	面向服务建模、SOMA	区域卫生信息模型、数据架构分析方法	比较分析、国家相关数据标准化方法	信息管控方法论	专家小组讨论
规划工具	EpiData、SPSS、利用个人深度访谈技巧	Visio、BPWin、符合当地卫生特色	Visio、BPWin、遵循CPM规范	Visio、参考IDEFO规范	Visio、参考CBM和DFD规范	Visio、Excel	Visio、Excel、软件开发工具	MS Office
规划产出物	现状报告	职能域分类	主业务模型	功能模型	数据流图交互模式	基本数据集	数据标准管理方案	规划实施保障方案

使用 | 分析 | 存储 | 传输 | 采集 | 数据流

图 5.2　医疗健康大数据资源规划工具及方法

5.2 医疗健康大数据标准体系

虽然大数据技术的发展本身就是应对半结构化或非结构化数据的结果，但不可否认，目前人们所积累的知识和经验对于结构化数据的处理、分析及应用更加有效或高效。大数据面临的一个重要挑战就是整合来自不同渠道的数据，而标准的应用被证明能促进系统之间互操作性，进而实现高效数据整合（Hammond et al.，2010）。为实现大数据领域的标准化而形成的体系称为大数据标准体系，它能兼容传统数据和大数据的应用。我国目前在大数据标准的研制方面还处于初始阶段，如图 5.3 所示，是目前认可度较高的一个大数据标准体系框架（张群等，2017）。

5.2.1 卫生信息标准体系概念模型

我国医疗健康数据标准的建设始于 2009 年国务院启动的“新医改”，“新医改”提出了“四梁八柱”架构，卫生信息化建设被认为是支撑“新医改”宏大架构的重要支柱，原卫生部统计信息中心、原卫生信息标准专业委员会组织来自全国众多学者，本着国外引进、国内自建、地方拓展标准建设原则，研究分析了 HL7 组织、HIMSS 医疗卫生信息与管理协会、RSNA 北美放射协会、ACR－NEMA 联合委员会、IHTSDO 国际卫生术语标准组织等国际卫生信息标准化组织（HISDO）较为成功的标准，主要包括支持卫生信息集成与交互的 HL7 卫生信息标准、IHE 卫生信息集成规范、DICOM 医学影像标准、SNOMED 术语标准以及 LOINC 观测指标编码标准等，通过

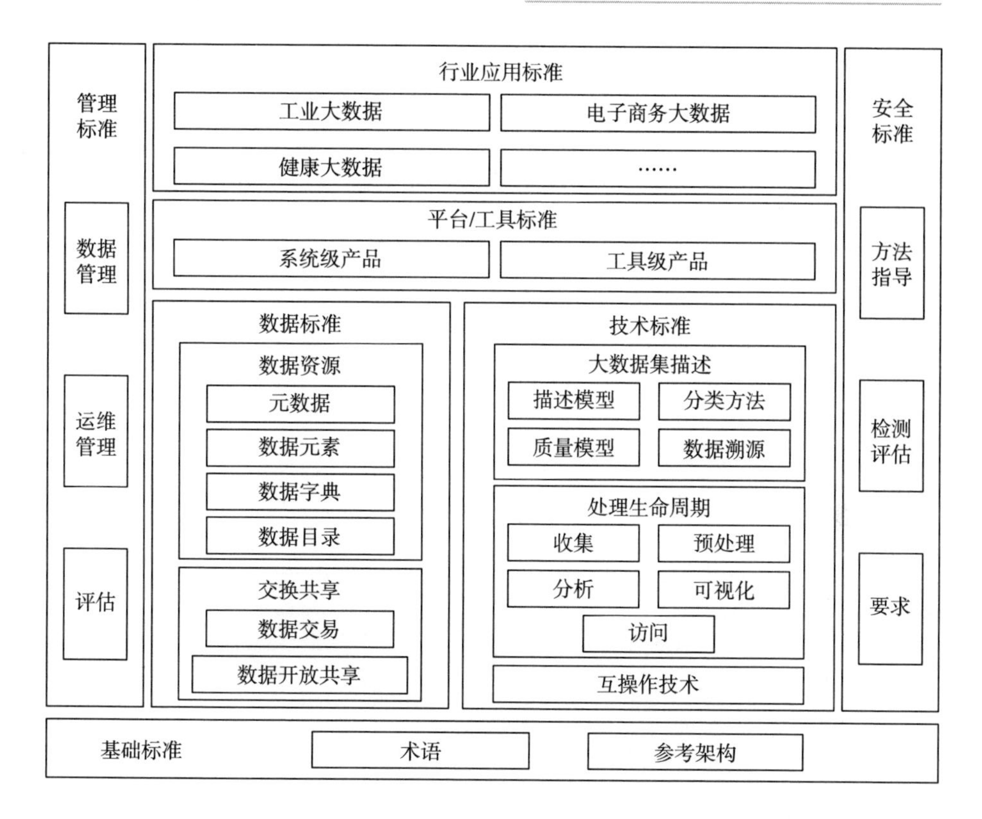

图 5.3　大数据标准体系框架

学习、借鉴、汲取方式，编制符合我国当前亟待解决、并符合医疗卫生发展系列标准。

我国卫生信息标准化组织（原卫生部信息标准专业委员会）本着以开发互联互通为重点原则，首次研制了国家“卫生信息标准体系概念框架”，如图 5.4 所示，将卫生信息标准分为基础类标准、数据类标准、技术类标准、安全类标准及管理类标准共五大类（汤学军等，2016）。在该模型下：①基础类标准是整个标准体系基础，对信息模型、医学术语、标识以及信息标准体系框架进行相关约定；②数据类标准对数据元及元数据描述、医学信息分类与编码、医疗健康不同领域所用的数据元集合以及交互内容文档格式规范进行详细定义；③技术类标准定义信息技术实现的技术层面内容，包括所实现功能规范、技术规范以及信息交互规范等传输与交换标准；④安全类标准规定信息安全与隐私保护方面内容；⑤管理类标准则是对医疗健康信息化建设过程标准化的实施与执行指南、标准实施与执行的测试与评价、标准信息运维与管理以及信息化项目标准相关内容的监理与验收进行规范。

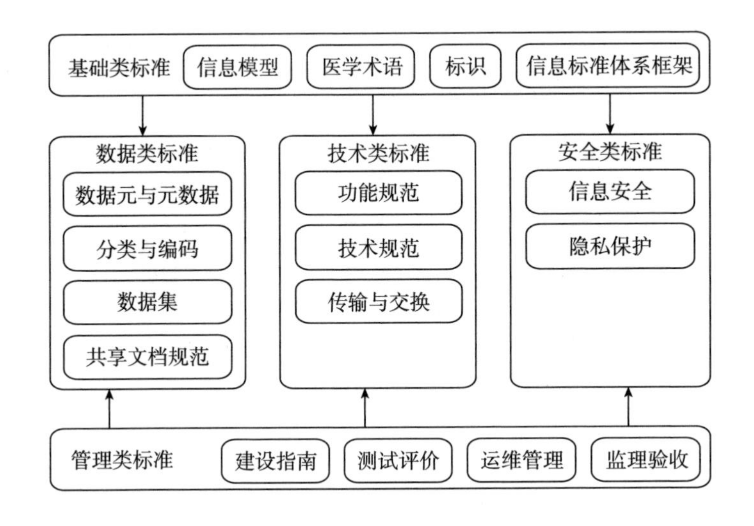

图 5.4　我国卫生信息标准体系概念框架

2010 年之后，原国家卫生部又相继完成了《卫生信息数据模式描述指南》《卫生信息数据元标准化规则》《卫生信息数据集元数据规范》《卫生信息数据集分类与编码规范》等基础性规范，分别编制完成了《卫生信息数据元目录》《卫生信息数据元值域代码》等 34 项数据元相关标准，成为我国卫生信息行业数据标准、技术标准的重要基础。紧接着，借鉴国外

HL7 RIM、HL7 CDA、HL7 CCD、IHE PCC 等标准，相继编制完成了《健康档案共享文档规范》20 项、《电子病历共享文档》53 项，基本实现了卫生信息基于互联互通基本应用的数据类标准的编制。数据元、数据集标准规范了数据元素的基本属性与适用范围，共享文档规范定义了交互文档信息的格式与基本约束，为卫生信息的基本结构与内容给出了规范化的规定：从 2009 年卫生信息数据元标准化规则等基础标准的制定到 2011 年多项数据元、数据集标准的颁布，再到多年来健康档案与共享文档的研究制定。

卫生行业信息标准已逐渐影响了我国区域医疗健康信息化进程，较好地满足了区域医疗健康信息化建设第一、第二阶段。伴随着医疗健康信息行业标准化、规范化的建设，结构化、规范化的数据日益普及，基于健康档案的区域卫生信息整合了部分符合规范的健康数据，基于电子病历的医院信息平台也集成了部分符合电子病历共享文档及卫生信息数据元、数据集规范的数据，但区域医疗健康信息化第三阶段的推进，医疗健康信息从数量到领域应用在扩大，非结构化数据在急剧增长，此类数据日益成为医疗健康各领域数据处理的难点和痛点，实际上对于公众健康管理领域，这部分数据已占据了绝大部分比例。目前我国医疗健康信息标准存在几个典型问题：大数据需求增长快与标准研制周期长的矛盾、标准经费投入的供需矛盾、标准相关人才紧缺、标准宣贯力度弱、标准应用管理缺乏抓手等（金小桃，2018）。

完善的大数据标准体系是彻底解决健康医疗领域非结构化数据处理问题的基础。**治理准则 11：基于原有数据标准体系进行适用性评价与优化补充，遵循标准开发、标准执行（或标准应用）、标准管理（或标准维护）的构建流程，持续推行标准教育培训及标准符合性测试。**应该注意到国内外大数据标准化工作基本处于起步阶段，还未形成一套公认的、完整的大数据标准体系，绝大多数的大数据标准化工作都处于标准的需求分析和研究探讨阶段（肖筱华、周栋，2014），虽然如此，在医疗卫生领域提前介入和进行治理探索，能增强医疗健康大数据标准化参与能力和话语权。

5.2.2 已有标准及规范体系优化及增补

5.2.2.1 基础标准

（1）医疗健康大数据标准化指南：对与医疗健康大数据相关的标准制定元规范，以避免大数据标准自身的无序化发展。

（2）医疗健康大数据术语标准：对医疗健康大数据相关的术语进行规范。

（3）医疗健康大数据分类标准：对医疗健康相关的结构化数据、非结构化数据进行不同维度的分类方法、描述模型，以保证对相关数据的处理的效率和价值最优化。

5.2.2.2 数据类标准

（1）医疗健康大数据元数据标准：提供对如何描述医疗健康非结构化数据、半结构化数据提供描述方法。

（2）健康档案非结构化文档、半结构化文档标准：对于难以结构化的健康档案提供非结构化、半结构化的文档结构框架。

（3）电子病历非结构化、半结构化文档标准：对于难以结构化的电子病历提供非结构化、半结构化的文档结构框架。

5.2.2.3 技术类标准

（1）医疗健康大数据元数据注册标准。

（2）医疗健康大数据采集标准：对不同类型的医疗健康数据提供不同的采集方案。

（3）医疗健康大数据存储标准：对不同类型的医疗健康数据提供不同的存储方案。

（4）医疗健康非结构化文本语义分析引擎标准：对医疗健康非结构化文本语义分析引擎类提供产品应达到的语义分析质量、效率、内容等标准。

（5）医疗健康大数据集成应用平台功能标准。

（6）医疗健康大数据集成应用平台技术标准。

5.2.2.4　安全类标准

（1）医疗健康大数据安全架构标准。

（2）医疗健康大数据隐私保护指南。

5.2.2.5　管理类标准

（1）医疗健康大数据质量标准。

（2）医疗健康大数据资产管理标准。

（3）医疗健康大数据应用平台评价标准。

针对上述方向，在扩充标准体系时，可参考如图 5.5 所示的流程（**治理工具 4**），其中国外医疗卫生信息化标准规划可以重点参考的包括：美国 HL7 数据标准、英国 NHS 数据模型和数据字典、美国逻辑观测指标标识符命名与编码系统、美国公共卫生概念数据模型、加拿大卫生信息概念数据模型、国际标准化组织和国际电工委员会联合制定的国际标准 ISO/IEC 关于元数据注册部分、澳大利亚国家卫生数据字典等（娄苗苗，2013）。

5.2.3　大数据标准的符合性评测

医疗健康大数据标准具有复杂性，这种复杂性是由人体结构的复杂性与健康的影响因素的复杂性决定的，各类疾病达 4 万多种，由此产生的疾病治疗手段、健康保护与促进的干预措施也多种多样；同时，我国医疗服务及

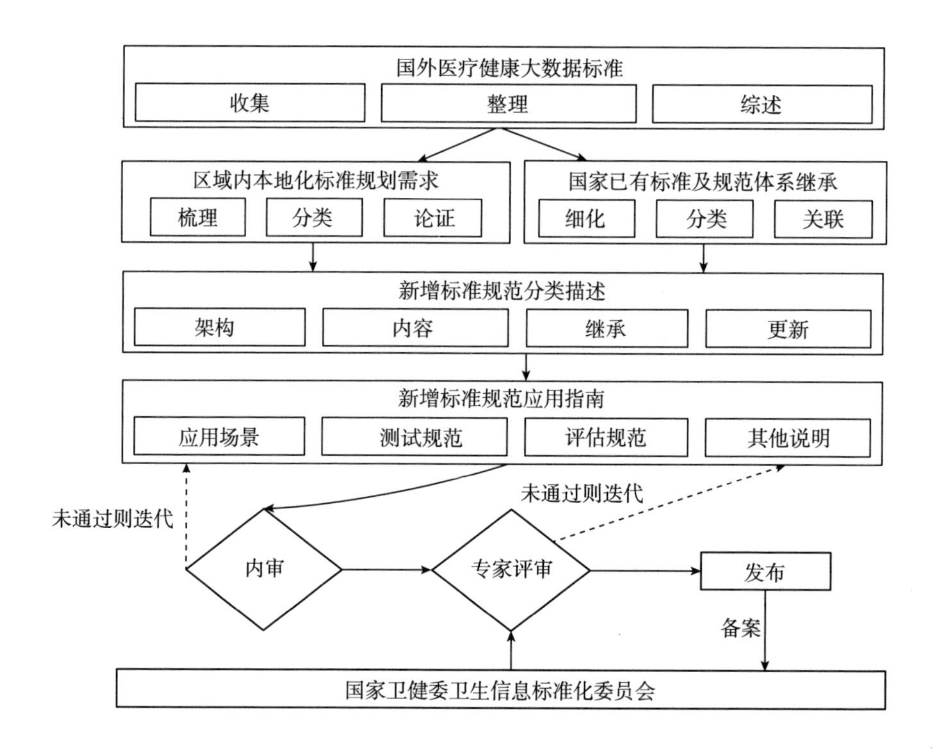

图 5.5　医疗健康大数据标准体系扩充的参考流程

卫生干预措施的多样性，也导致了卫生业务与组织复杂的复杂性，医疗卫生领域涉及临床医疗、医疗管理、医院运营管理、健康管理、专科医疗管理、医学影像、检验检查、医药流通、药品使用、医疗物资、卫生人才资源、计划免疫、疾病控制、疾病管理、妇女保健、儿童保健、卫生监督、城市社区与农村乡镇基层医疗卫生、医疗费用与支付、医疗保险、综合卫生管理等各方面，加上我国医疗卫生事业的发展与卫生资源的分布不平衡，导致了东西部差异、城市与农村的差异，以及医院与公共卫生服务机构间的管理方式的差异十分显著，这种差异性给标准制定与执行带来双重困难。由于标准的复杂性，领域间与地域间的差异性与不平衡，管理手段的多样性，导致了对标准的理解、解读与执行过程十分缓慢，加上医院卫生信息专业人才的匮乏，对标准的错误认识也使标准的采用与实施进度雪上加霜。标准的执行成为十分突出的矛盾，如何正确执行与执行到位成为十分重要的问题。

基于上述复杂性，在进行医疗健康大数据标准体系构建时，宜自上而下推进，采取由工业和信息化部、国家标准化委员会与国家卫健委领导，组织有能力、有资质的第三方公司参与合作共同编写方式。在医疗健康大数据各项标准逐步完善过程中，设立标准体系的持续培训教育及标准符合性测试，以评促用，已被验证为有效措施。标准符合性测试就是指测量产品或系统的功能、性能、安全性等指标，并比较其与相关国家标准或行业标准所规定的指标之间符合程度的测试活动（许文馨，2013）。目前卫生行业开展的标准符合性测试是对全国各地区域医疗健康信息平台进行严格的、定量的、引导式监督的测试，以确认区域平台是否符合该标准，或在多大程度上符合标准（胡建平等，2013），它显著激发了标准应用热情，目前已有多个省份医疗健康信息平台、医院信息平台获得了4～5级的互联互通成熟度等级。具体测评措施如下：

（1）建立评测标准及评测机制，国家、省卫健委统计信息中心依托信息协会，分级进行评测，在可行的情况下可委托或外包至第三方测评机构进行（李亚子等，2015）。

（2）形成主动要求评测的氛围，有评测的利益导向机制。国家对于医疗健康信息化拨款建立在评测的参与和评测的结果基础上，医院等级评审中信息化占重要地位，信息化评估中标准一票否决制，限期通过标准符合性评测。应用层面的评级要把标准作为必须项并给予足够的权重，如电子病历分级、平台分级等。

（3）同步公开发布主流产品的相关检测标准及流程，供各主流医疗健康大数据公司主动申请进行自身产品的检测，检测结果分等级。限定日期，只有颁发检测通过的产品才可以进入医疗领域的采购范围内，规范医疗健康大数据市场，不遵守标准者被淘汰。

5.3 医疗健康大数据隐私安全保护

5.3.1 大数据隐私安全治理子框架

5.3.1.1 医疗健康大数据隐私

个人信息是包含特定的个体特性、具有利用价值、能够通过对该内容的解读识别出个体的各种数据总称，而个人隐私是指个人生活中不愿为他人公开（或识别）的秘密，个人隐私权是一种基本人格权（栗茜，2009），被认为是一种公众干涉个人信息的程度分界水平。虽然所有国家的医疗健康数据识别都是匿名的，但是数据去识别的程度和被重新识别的风险在各国却不尽相同（Emam et al.，2011）。在大数据时代去识别数据被重新识别的危险显著增大（赵新蓉，2017），因为多源数据的累加和关联性分析可能会暴露用户隐私（郑大庆等，2017），公众往往关注自身相关医疗健康大数据“采集数据类型、数据使用方式、数据使用目的、数据保护举措、数据如何共享、数据如何交易、数据如何传播”等。

由于经济、文化、种族等因素，不同国家对个人隐私边界、控制权及意识等认知存在差异，比如印度人在线共享个人数据以获得更好的个性化服务方面的意愿是瑞士人的四倍（Heitmueller et al.，2014），中国人的隐私保护意识和隐私法律法规体系建设则落后于众多欧美国家（王忠，2014），欧美大部分国家将健康数据纳入个人数据进行保护（赵新蓉，2017），但不同行业的数据隐私安全侧重点存在差异。大数据隐私权往往体现在支配权、保密权、收益权、利用权、修改权、保护权、知情权等（李升阳，2015），兼有人格权和财产权属性（童拿云，2015）。医疗健康大数据涉及的需要保护的个人信息又称为患者隐私，因诊疗服务需要而被医疗机构及医务人员合法获悉，但是不得非法泄露的个人秘密，包括直接数据（如检验检查结果）和蕴含数据（如某种疾病所暗示的患者家族遗传史）等。

5.3.1.2 大数据隐私安全挑战

在信息化大规模发展之前，个人隐私安全保护并未引起足够重视，人们没有意识到隐私安全问题的存在。在区域医疗健康信息化进程的第一阶段，个人的电子医疗健康数据都记录在单个医疗卫生机构内部，在封闭的局域网内流通，数据隐私安全的保护相对简易且可控（童拿云，2015），其隐私保护策略倚重于告知与许可、模糊化以及匿名化等，侧重点在于事中防御与溯源等。

区域医疗健康信息化第二、第三阶段的到来，巨量、复杂、多变的医疗健康大数据给传统数据隐私安全保护带来了巨大挑战（黄小龙，2017），大数据全生命周期内各个环节都需要重新审视隐私安全策略（马朝辉等，2016）。由于数据范围扩大及边界模糊化、数据应用方增多和使用目的不确定性增加、数据处理所采用的新技术成熟度等新问题，传统数据隐私安全策略有效性受到严重冲击（李永欢，2015；童拿云，2015），大数据环境下独有的隐私安全问题使传统技术“束手无策”，公众隐私过度披露、数据预测造成隐私被预测、数字化人格下的隐私透明化等隐私安全新型问题不断凸显（邹盼，2016）。

一是大数据发展对数据分析利用造成直接影响。医疗健康数据可简单分为敏感数据和非敏感数据，大数据技术使以往部分非敏感数据变成了敏感数据，扩展了敏感数据范围，如社交媒体网络促使大量个人生活数据，此类动态非结构化数据与传统医疗健康数据融合后增加了个人隐私泄露风险（Kosseim，2013），其原因在于传统数据引入其他参考数据（健康相关）后，因个人信息的易得性使数据接收者和数据使用者的行为难以得到有效规范和约束，数据集之间的关联性增加，通过多数据源之间的交叉分析挖掘等（马朝辉等，2016），能够从原本表面上毫无关联的海量数据中提取个人诸多潜在隐私信息（王忠，2014），而传统隐私安全保护技术不能很好地应对上述情况。

二是大数据发展对数据存储造成影响。有别于以往传统数据仅存储于单个机构内部的模式，大数据并非存储在一个站点或归属一个单位，数据的所有权与地理分布涉及多机构的安全、隐私保护及数据披露等。一旦区域医疗健康信息平台所存储数据发生泄露，可能的追责对象会涉及卫健委（数据管理方）、医院（原始医疗数据来源方）、公共卫生机构（原始公共卫生数据来源方）等，因其社会影响过大而有可能使整个区域医疗健康信息化进程被打乱甚至被终止。

三是大数据发展对数据采集及处理造成影响。在大数据时代，区域医疗健康信息平台不断汇聚来自众多医疗卫生机构（甚至第三方企业）数据源，每个数据源由不同的隐私安全策略管控，数据很有可能没有遵守原有隐私安全策略被收集或者不同机构的隐私安全策略存在冲突等（吴小同，2017）。在数据处理过程中，必须引入新技术防止医疗健康数据泄露（Cao et al.，2014），而此类新技术成熟度还有待验证。

英国著名大数据学者迈尔-舍恩伯格、库克耶（2013）曾提出，在大数据时代，原有隐私安全保护的观念认知需要更新，原有技术手段收效甚微，法律法规也出现空白。由于大数据影响广泛，公众对医疗健康大数据隐私安全保护的关注点发生了变化（Eckhoff & Sommer，2014），逐步聚焦在本人支配和控制权、数据采集方信用或权威、数据管理方监控、事后责任界定、事后侵权救济及违法惩治等，尤其重视事前预防（童拿云，2015），以及不同利益相关方（大数据使用者）为其数据行为承担责任的模式来保护个人隐私安全。

5.3.1.3　隐私安全治理子框架

通过相关文献研读发现（李升阳，2015；李志强等，2014；栗茜，2009；邹盼，2016；杨吉江等，2010；渠世艳等，2011；Amalia & Tucker，2009；Ray & Wimalasiri，2006；刘英超，2013），国内外针对传统医疗数据以及医疗健康大数据的隐私安全保护研究及实践多聚焦在法律法规、技术手段、管理机制、观念认知四个方面，进一步通过归纳，本书提出医疗健康大数据隐私安全保护治理子框架，如图 5.6 所示（**治理工具 5**）。

5.3.2　大数据隐私安全保护基准

大数据隐私权从根本上表现为所有权、管理权和使用权，称为“三权”。所有权决定管理权和使用权，而医疗健康大数据所有权归属于生成其的主体。对于传统数据而言，多数情况下“三权”不加区分，实质上是模糊为“三权合一”。但在大数据时代，数据多源无序及应用场景丰富不可控等情况出现，使大数据的权属、范围、方式、目的等出现极大的不确定性，一方面隐私安全保护方面问题更易发生，另一方面其所造成后果和影响更加巨大和难以承受，使“三权”必须清晰界定。

大数据隐私安全保护的问题在根源上都可追溯至“三权”，“三权”划分

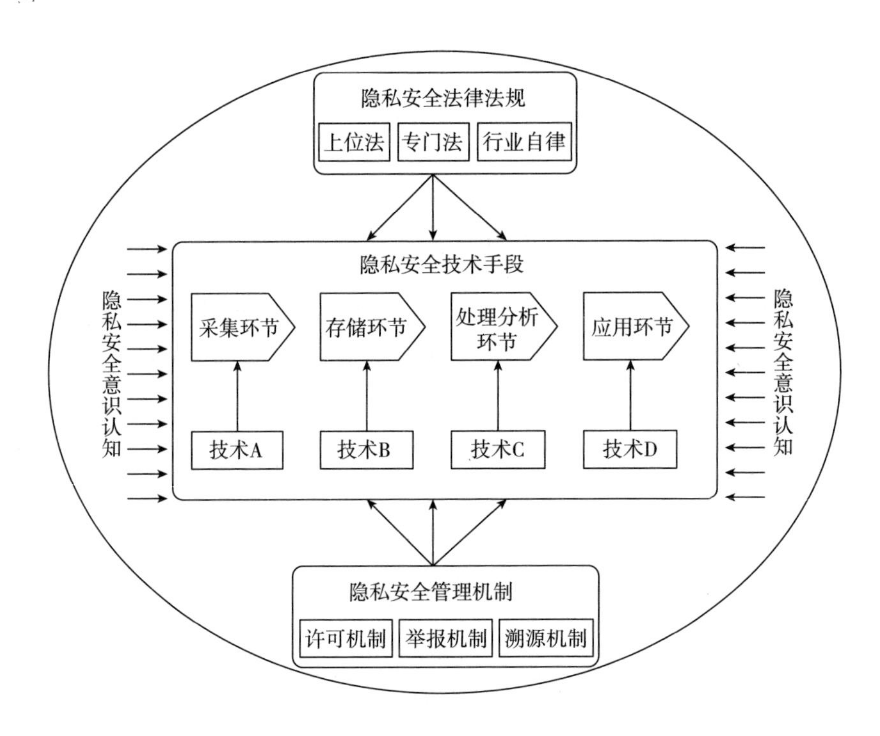

图 5.6 医疗健康大数据隐私安全保护治理子框架

清晰是大数据隐私安全保护的基准。**治理准则 12：医疗健康大数据隐私安全保护首先应进行“三权”划分，实现“三权”适度分离。**如图 5.7 所示，大数据所有权的责任主体能对管理权进行委托，而管理权的责任主体能进一步授权（间接）使用权；在区域医疗健康信息化三个阶段的进程中，“三权”的责任主体发现迁移和变化；隐私安全保护原则基于“三权”设立，针对传统数据的隐私安全保护原则在大数据时代需要进行更新；“三权”能够细分更多具体权益，其中管理权及使用权的细分权益是所有权的延续，管理权和使用权不得随意转让。结合医疗健康大数据生命周期，所有权伴随个体的数据生成而形成，管理权则分散体现在数据采集、数据存储及数据处理分析环节，使用权主要体现在数据应用环节，隐私安全问题存在于整个大数据生命周期内。

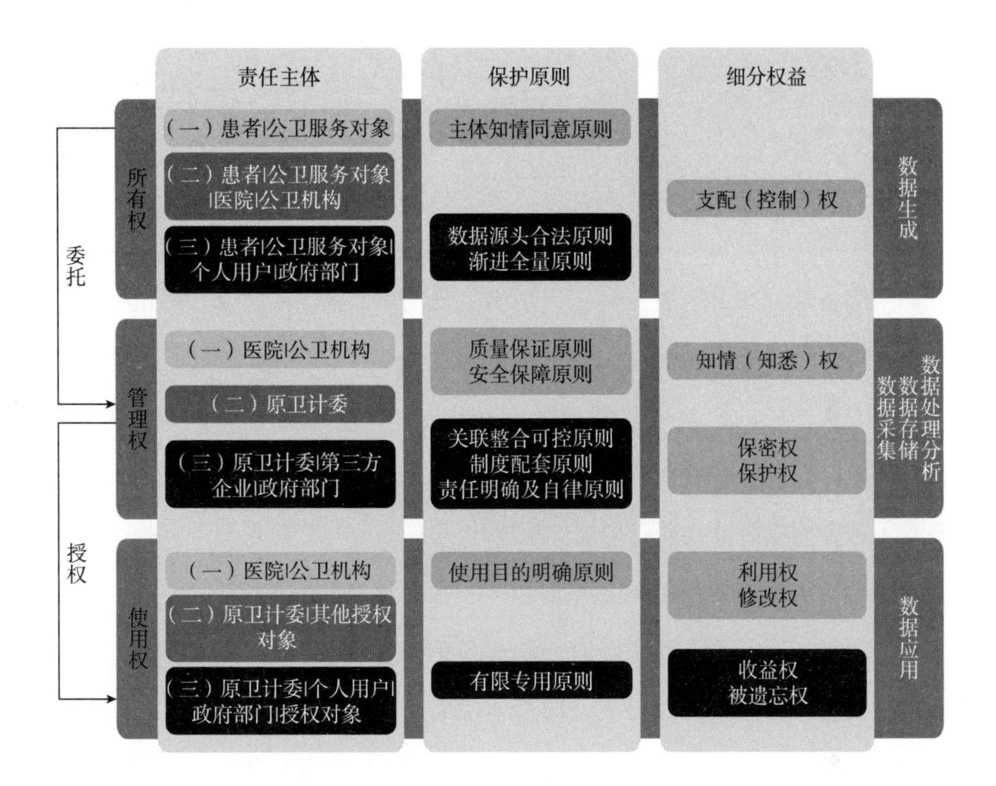

图 5.7　区域医疗健康信息化进程中大数据隐私权三权划分

注：区域医疗健康信息化的三个阶段，分别用（一）、（二）、（三）代表；白色字体为大数据带来的新变化。

5.3.2.1　关于责任主体的界定

在区域医疗健康信息化第一阶段——机构信息化，由各级医院提供医疗服务，由公共卫生机构提供公共卫生服务。数据所有权归属患者及公共卫生服务对象；通常情况下，所有权责任主体没有专门进行数据管理权的委托及使用权的正式授权，但我国医疗服务及公共卫生服务的性质和特点，决定了医院及公共卫生机构直接行使管理权及使用权。在此阶段，医院之间、公共卫生机构之间数据相互孤立，所有权责任主体隐私安全意识淡薄，隐私安全保护问题也较少。

在区域医疗健康信息化第二阶段——行业信息化，通过医疗健康信息平台完成了区域内各级医院及公共卫生机构的互联互通和数据汇聚共享，医疗健康信息平台采集了业务类数据和管理类数据，前者的所有权往往仍然归属患者及公共卫生服务对象，后者的所有权往往归属于医院和公共卫生机构自身。医疗健康信息平台的承建方为卫健委，卫健委同时也是医院和公共卫生机构的直接行政管理方，卫健委获得了数据管理权和使用权，根据需要卫健委也可授权其他对象获得使用权（患者及公共卫生服务对象自身不需要授权而自然拥有相应使用权）。

在区域医疗健康信息化第三阶段——社会信息化，除了医院及公共卫生机构采集之外，个人居家健康终端设备的健康体征数据、第三方企业的健康类数据、卫生计生部门之外的其他政府部门的数据等都纳入了数据采集范畴。相比于第一、第二阶段，本阶段的数据所有权增加了个人用户（包含患者的角色）及政府部门，管理权对应也增加了第三方企业和政府部门，使用权增加了政府部门和其他授权对象（包括第三方企业）等。

5.3.2.2 关于保护原则的界定

在法律法规健全之前，确立隐私安全保护基本原则，对后续立法保护有积极作用，这是来自西方国家隐私保护方面的经验（童拿云，2015）。国内外隐私安全保护原则一般包括：限制采集、目的明确、数据质量、安全保护、个人参与、公开告知、责任明确等（赵新蓉，2017；张杰，2008；周汉华，2006）。结合我国区域医疗健康信息化进程及大数据新变化，本书提出十项隐私安全保护基本原则（**治理认知6**）。

（1）主体知情同意原则。具体、清晰的知情同意有助于打消公众顾虑并促进大数据长远发展（Meslin，2006）。隶属数据所有人的大数据，从其采集到使用，必须得到数据所有人的知情同意（含许可或授权等形式）；数据若发生转移或二次使用等，需要二次知情同意；无论数据处于生命周期何阶段，数据所有人始终能够便捷访问其所有权数据。

（2）数据源头合法原则。新拓展数据采集源头，在数据采集之前必须明确数据源合法性以及“三权”属性是否清晰；多数据源的原隐私安全策略需得以继承，各原策略间存在冲突时必须进行融合处理，然后才能进入大数据生命周期内（马朝辉等，2016）。

（3）渐进全量原则。考虑到医疗卫生行业主体（医院及公共卫生机构等）所具备的公益属性，倡导医疗健康大数据的全量采集（尤其是政府监管和临床科研等应用），但在具体执行时需要采取逐步扩大数据采集范围的稳妥策略；针对细分垂直的商业属性类应用，仍然沿用限制采集原则为妥，要求最少够用即可。

（4）质量保证原则。数据质量准确（真实、全面、实时等）能避免给数据所有人带来负面影响；虽然大数据对数据质量敏感度下降，但医疗卫生行业面对生命和健康，其专业及特殊性对医疗健康大数据的质量准确性标准往往不会降低，多数应用场景需要数据质量保证。

（5）安全保障原则。大数据全生命周期内，需具备安全可控软硬件环境，采用专业且适宜大数据的技术措施进行保护，防止偷窃和其他私自占用的行为发生。

（6）关联整合可控原则。大数据二次或多次使用、数据关联或整合后使用，必须重新执行主体的知情同意原则；关联整合后引发的潜在隐私安全风险需要重新评估和应对，并告知数据所有人。

（7）制度配套原则。针对隐私安全保护应建立必要配套制度，能够验证各原则是否被遵守，能够应付遵守原则相关的挑战，能够有利于公共监督和个人参与等。

（8）责任明确及自律原则。大数据“三权”界定清晰，责任主体明确（侵权行为责任承担、法律救济、案件管辖等有据可依）；倡导医疗健康大数据隐私安全保护的行业自律。

（9）使用目的明确原则。大数据从采集（政府或商业公司发起）开始，数据使用目的必须明确、专一和合法，在告知数据所有人并取得同意后不能随意变更使用目的，否则必须重新履行知情告知；围绕特定使用目的相关大数据的保留应具备时效性。

（10）有限专用原则。区别于传统数据的最少够用原则，有限专用是指定目的的数据有限采集并专项使用，对应数据必须用于与收集这些数据的目的相一致的需求，不能以数据所有人未许可的目的进行交流。

上述十项原则看起来比较抽象，为深入理解，我们以两个流程来重点了解主体知情同意原则、责任明确原则、使用目的明确原则是如何贯彻执行的。

第一个流程是关于数据采集、传输及存储对患者本人的提前告知（**治理示例5**）：对于已经接入区域医疗健康信息平台的医院，在患者就诊流程中，需新增知情同意及授权环节，明确告知患者本人，其就诊中所产生/采集的数据除了在院内被存储、医院医疗及科研角度的院内合理使用外，将会上传至当地卫健委承建的医疗健康信息平台，并以通俗易懂的方式对数据传输及存储过程中隐私安全保护措施进行逐项列举，清晰告知数据所有权为患者本人，患者本人有直观可用的渠道将数据管理权和数据使用权委托给卫健委等。

第二个流程是关于数据分析应用中动态获取患者本人授权及数据使用目的明确化（**治理示例 6**）：在患者同意数据采集、传输及存储之后，区域医疗健康信息平台所沉淀的数据处于“睡眠”状态，这些数据必须允许本人访问（提供恰当的线上渠道），并保证数据的真实性和安全性以及适宜的技术措施保证各隐私保护规则得以贯彻执行；数据的处理及分析必须提前告知并获得本人允许；数据向第三方传递必须充分、客观告知本人相关足量信息并获得同意。基于区域医疗健康信息平台的各类初始化应用将激活睡眠状态的数据，对其必须恰当分类（比如批量卫生统计分析类、医院使用类、医务人员使用类等），明示数据使用的目的、方式和范围，并获得患者本人授权，比如个人电子健康档案开发给接诊医生调阅，再如因区域医疗健康信息平台的应用不断增加，对于新增的数据应用采用“一事一议”原则，需动态获取患者本人的允许和授权。

5.3.2.3　关于细分权益的界定

支配权，又称为控制权，是大数据所有权的根本体现，其他任一细分权益都是支配权的延伸，支配权由数据所有人享有。知情权、保密权及保护权，三者是对接受委托之后行使管理权的责任主体的权益要求。利用权、修改权、收益权和被遗忘权是使用权的体现。

知情权体现在数据生命周期内数据采集、存储、处理分析、使用等各个环节；保密权和保护权是对管理权的约束和基本要求。

利用权是管理权责任主体进行授权，被授权对象对数据合理合法使用。

修改权是指数据所有者有权了解涉及其自身健康数据的存放地点、存储内容和使用情况，对其认为有错误、遗漏、过时或不准确数据准许提出修改意见（Mather et al.，2011）。

被遗忘权是指数据所有人对其个人医疗健康数据有权要求永久删除。

收益权主要界定“三权”的责任主体对数据产生的收益的分配。在大数据时代，隐私权的财产性质越来越凸显，一种是将隐私直接作为财物进行交易，另一种是对隐私内容经济价值的发掘（童拿云，2015）。个人医疗健康大数据的使用可区分为原态使用与衍生使用。原态使用是指对个人医疗健康大数据原有功能的使用，即被使用的数据具有或者依然具有识别个人的功能，此时应执行严格隐私保护，对应个人默认拥有收益权（可声明放弃）；而衍生使用是指利用已经收集到的个人医疗健康大数据，开发形成的不能识别个人但具有市场价值的信息产品，不能识别个人的衍生产品收益权属于产品开发者，个人不享有对应收益权。

5.3.3 法律法规治理

5.3.3.1 隐私安全相关法律法规现状

全球范围内，隐私安全问题已成为医疗健康大数据迈向全面市场化应用的重大阻碍之一。大数据发展与隐私安全保护的均衡，已成为各国法律部门面临的共同难题（李升阳，2015）。目前在传统数据隐私安全保护方面，欧盟形成了“成立专门保护机构，自上而下进行系统性统一立法”模式，美国则形成了“分散立法，结合行业自律进行协同”模式（童拿云，2015）。在具体做法上，1974 年美国通过了《隐私法案》，成为全球范围内最早探索隐私权立法保护的国家。1995 年，为保障和促进不同成员国之间数据合理流动，欧盟颁布了《个人数据保护指令》，要求欧盟成员国参照共同的标准制定各自的个人隐私数据保护法。2012 年，欧盟正式颁布《数据保护法规》，同年美国出台了《消费者隐私权利法案》，该权利法案就保护用户隐私提出了若干原则性规定，如数据所有权属于用户，数据使用需要对用户透明等，各类规定不是强制性措施，互联网公司可自愿选择是否采用，如果公开承诺遵守此类原则但事后又公然违反的将面临强制诉讼。为保护患者医疗健康隐私，美国相继出台了若干可操作性强的专项法律（邢小云，2007）：1996年颁布了《健康保险携带和责任法案》（Health Insurance Portability and Accountability Act，HIPAA），针对医疗信息化中各类交易规则、医疗服务机构的识别、从业人员的识别、医疗信息安全、医疗隐私、健康计划识别、患者识别等问题进行了详细规定，以保护医疗数据的安全和患者的隐私权（Bradley et al.，2007；Baumer et al.，2000）；2000年基于HIPAA，美国卫生和福利部（Department of Health and Human Services，HHS）又出台了《个人可识别健康信息的隐私标准》。

如表5.1所示，目前为止世界上约有不少于90个国家和地区出台了数据隐私类法律，但是针对大数据的新挑战进行及时调整和完善的很少。2009年，我国刑法修正案中首次明确了出售、收买和泄密、泄露个人隐私信息的法律责任；同年颁布的《侵权责任法》正式将隐私权纳入我国法律所保护的民事权益，对医疗从业人员设定了保密义务；2013年发布的《信息安全技术公共及商用服务信息系统个人信息保护指南》是我国关于个人信息保护的第一个国家标准（赵新蓉，2017），规定了通过IT系统处理个人信息时的若干原则；2016年颁布的《中华人民共和国网络安全法》，明确对公民的互联网中个人信息安全进行保护，个人对其信息拥有知情同意权、删除权和更正权等。总体而言，我国整体法律体系处于快速完善进程中，而隐私权立法尚在初期探索阶段，分散设立而不成体系（栗茜，2009），当前也存在跨越式发展的机会——通过大数据治理建立满足需求的隐私安全保护基本法律体系。

表 5.1 国外典型的医疗健康数据保护相关法律法规

国家	医疗健康数据保护相关法律法规
美国	HIPAA、《联邦隐私法 1974》等
加拿大	《隐私法》《个人信息保护和电子文档法案》
新西兰	《隐私法 1993》《HIPC 医疗信息隐私指令 1994》《健康法案 1956》
德国	《联邦数据保护法 1977》
英国	《数据保护法 1998》
瑞典	《公众获取信息和保密法》《个人数据法》
澳大利亚	《隐私法 1988》《医疗标识法案 2010》《个体控制电子健康记录 2012》
韩国	《个人信息保护法》《国家医疗保险法》《医疗援助法》
日本	《个人信息保护法》

5.3.3.2 隐私安全法律法规治理准则

治理准则 13：医疗健康大数据隐私安全法律法规治理需要兼顾根源性、针对性及协同性。

一是根源性治理——颁布上位法，即进行《隐私权法》立法。我国直接提及隐私安全保护并具有一定操作性的基本都是位阶低的规章或条款，相互之间呼应不足，效力高影响大的法律法规对隐私安全保护往往体现精神或原则，详细条文和可操作性缺失，同时上位法的缺失会进一步造成系统性专门法的空白，法律法规基础和依据不足则隐私安全保护执行混乱并丧失权威。进行《隐私权法》立法，提升隐私安全保护的独立法律地位，将对包括医疗行业在内的大数据行业应用与隐私安全保护均衡发展提供根源性保障。

二是针对性治理——出台专门法，对医疗健康大数据隐私安全进行专项、直接保护。近年来，我国出台了若干政策用以推动医疗健康大数据开放共享，比如《医疗健康信息管理办法（试行）》及《关于促进和规范健康医疗大数据应用发展的指导意见》，部分地区出台了《居民电子健康档案管理办法》，但是目前位置还没有出台一部专门保护医疗健康大数据安全的法律法规（赵新蓉，2017），对医疗健康大数据保护的少量条款零散分布在卫生行业法规和用来保护某些特定群体的法律法规，一般是将医疗数据归入个人信息进行间接保护。

2014年国家卫计委发布的《医疗健康信息管理办法（试行）》，适用于医疗健康信息的收集、管理、利用以及安全和隐私保护的各关联方，一定程度上对区域医疗健康信息化第二阶段的数据隐私安全保护提供了指导意见，但仍有很大完善空间：①对大数据应对不足，仅重点针对区域医疗健康信息平台所沉淀数据（全员人口、电子健康档案、电子病历以及医疗健康统计信息等）的采集、存储和利用等；②虽然确立了数据管理权责任单位，并提出了委托管理及变更管理时所对应的要求，但对数据所有权及使用权未做清洗界定和要求，数据权属存在争议；③相关要求颗粒度粗，如数据采集仅对采集质量、最少够用、满足业务和管理要求做了简单说明；④针对最关键的数据利用考虑不周，仅针对授权利用、分类利用、个人利用本人信息做了要求，同时提供隐私安全保护的可操作性有限，虽然也提出了责任追究和通报制度的指导性要求，但“重行政管理，轻民事确权及归责”，缺乏法律救济、经济赔偿等强制性条款等。基于我国国情及医疗健康行业的国家战略地位，可以对上述办法进行完善，出台专门法，比如《医疗健康大数据隐私安全保护法》，为大数据在医疗卫生行业长足发展提供针对性保障。

三是协同性治理——行业自律规制，构建医疗健康大数据隐私保护行业自律组织。新法出台过程往往比较漫长，在此之前，作为过渡举措以及法律法规到位之后的协同举措，可以由国家卫健委统计信息中心发起倡议，组建NGO组织——医疗健康大数据隐私安全保护行业联盟，确立行业有关隐私安全保护的基本原则、具体保护措施、实施意见及惩治条款等，出台诸如《医疗健康大数据隐私安全保护行业协议》，要求国内从事医疗健康大数据业务的相关企业限期加入联盟，承诺自觉遵守协议；充分配套政府（国家卫健委）引导，联盟能逐步对不同机构的相关产品（或服务）进行验证和认证，向其中符合隐私安全保护要求的机构颁发证书，在其产品（或服务）中增加认证通过的标志，广大用户通过观察证书的有无来决定自身行为；在对经济发展与个人隐私均衡调配基础上，对企业的隐私安全认证逐步调整为行业强制性市场门槛要求；对地方卫健委承建的区域医疗健康信息平台，在其标准符合性测试中增加联盟的隐私安全测评，并作为区域医疗健康信息平台绩效评估的关键依据。

5.3.4 管理机制治理

治理准则14：围绕许可机制、举报机制及溯源机制，完善医疗健康大数据隐私安全保护管理机制。机制的建立由拥有数据管理权的当地卫健委承担，或者委托当地医疗健康大数据中心（组织架构治理后形成）来承担，或者直接成立医疗健康大数据隐私保护行业协会来承担。

一是构建许可机制。从源头上控制医疗健康大数据的采集和输出，规范医疗卫生机构数据采集行为，促使医疗健康大数据使用方（尤其是企业）形成竞争性监督。获得许可的企业可以针对许可数据进行医疗健康大数据的增值服务，其所提供的产品或服务具备与政府主导的区域医疗健康平台对接资质；有条件的地方，可以尝试组建医疗健康大数据交易所（或叫健康数据银行），基于个人信息的商业价值，作为中介提供数据合理、合法、规范、安全的有偿交易渠道，在适当的监管条件下可以进行医疗健康大数据交易等；医疗健康大数据隐私保护行业协会通过许可证这一稀缺资源来引导医疗健康大数据行业有序发展，市场准入和清退机制与隐私保护进行密切关联。

二是构建溯源机制。确保能找出非法泄露源或违规使用，并通过取消许可或者法律惩处的方式来净化数据源和规范化使用；医疗健康大数据的流转登记管理：要求对医疗健康大数据的交易或其他形式流转都要进行严格登记，详细记载使用单位、使用数据的内容、数量、用途和使用方式等，没有按照规定程序登记备案的产品禁止对外提供；医疗健康大数据跨境流动审查管理：基于国家信息安全考虑，对于医疗健康大数据的跨境流动进行审查、监控，关键医疗健康信息禁止出境，医疗健康信息不得在境外的服务器中存储；规范隐私条款并出台审查措施：根据医疗卫生行业特点和应用场景制定推荐隐私条款，在重要环节上发布针对性的隐私政策声明，采用通俗易懂的语言，规定必选条款，比如所采集数据的目的、使用方法和场景、提供给第三方时第三方的信息、数据所有者要求停止向第三方提供数据时的措施及咨询方式等，规定隐私条款在产品或服务流程中出现的时机、位置及频次等；对隐私条款执行进行进行审查，一旦发现漏洞就要求整改，整改不力则有相应处罚措施。

三是构建举报机制。提供多方参与监督和个人自我保护的途径，社会公众参与到举报行列共同打击隐私泄露违法行为，使隐私泄露及非法交易等及时治理；提升公众的隐私保护意识，普及和传播数据隐私保护基本常识和技巧。

5.3.5　技术手段治理

5.3.5.1　隐私安全技术手段治理准则

对于大数据隐私安全保护问题，单纯依靠法律法规和管理机制进行约束是远远不够的，最终需要落实在适宜技术手段（Thomas，1997；Gritzalis et al.，2005；黄云等，2007）**（治理认知 7）**。在过往传统数据生命周期采纳的各项隐私安全保护技术措施，在应对新兴大数据时其有效性会降低甚至丧失（比如传统集中式数据挖掘相关隐私保护方法无法直接应用于分布式环境中），加上当前国内对应法律法规不完善，“旧患新伤”使技术手段治理变得非常迫切（李锋，2008）。

治理准则 15：主动优化和升级数据隐私安全保护技术手段，范围涵盖医疗健康大数据全生命周期，匹配法律法规及管理机制要求。因为大数据全生命周期内隐私安全保护技术手段多样化，本书不作归纳和深入探索，接下来仅以数据脱敏及第三方云存储、访问控制技术、门户网站应用为示例进行阐述。

5.3.5.2 *数据脱敏及第三方云存储治理示例*

对于大数据存储的隐私保护，数据脱敏是一项关键技术，它主要是剔除用户敏感数据与个体身份之间的对应关系，包括数据发布匿名保护技术、社交网络匿名保护技术、数据水印技术、数据溯源技术、角色挖掘技术、风险自适应访问技术等（冯登国等，2014）。其中数据匿名化得到了广泛普及（黄尤江等，2015），主要应用于医疗健康数据存储和共享访问，它在保证数据可用性和准确性的同时，通过适当损失一些属性值所包含的信息来提高数据的安全性（周建文，2015），借助数据匿名化可以从 EHRs 中近似完全地移除个人可识别信息（Personal Identifiable Information，PII）。某些场景下（比如科研需要），医疗健康大数据的使用需要关联个人身份，此时进一步可采用假名化来实现，它允许重新识别 EHRs 源所关联的个人身份，在保证病人隐私性和机密性的同时，处理允许信息的次要使用所带来的挑战。

当然，即使进行了数据匿名化或假名化，也存在着推断出个人信息的可能性（童拿云，2015；王平水、王建东，2010），和个体有关联的大数据应视同于 PII，而大数据正在模糊 PII 和非 PII 的边界，已经匿名假名处理的数据，在和其他数据进行合并、关联后再进行数据的处理利用，会存在暴露个人信息的可能性，大数据的分析、挖掘以及知识发现等技术能够破坏消除匿名化和假名化的效果（刘英超，2013；李锋，2008）。除了上述技术措施之外，当一些数据不得不以不经修改方式存储时，可以将个人基础信息库与医疗卫生数据库分开隔离存储，同时也可以考虑传统技术手段，比如数据加密、认证及访问控制进行数据保护（李冬等，2017），但也应注意到此类技术措施能有效应对传统数据，在面对海量的医疗健康大数据时其使用成本较高、效果有限、效率不足等（刘鑫，2014），需要酌情进行技术升级。

随着医疗健康大数据的体量增长，数据管理方基于性价比等考虑，无法做到数据存储的无限扩容，不能依靠自身去实现数据的永久保存和充分、有效利用，医疗健康大数据的第三方云存储成为了主流选择（这也是本书在医疗健康大数据存储治理所倡导的）（刘鑫，2014；于广军、杨佳泓，2015）。第三方云存储在可用性、访问控制、漏洞和安全补丁及配置管理方面，对原有负责数据安全管理人员带来新挑战（刘鑫，2014）。一方面，需要充分依靠云计算服务商的服务装置来测量和管理云计算中服务的安全性、可用性及效果（多数云计算服务商会提供标准安全服务并提供即时信息）；另一方面，医疗健康数据管理方仍然需要完善自身的安全管理体系，因为在多用户共享基础设施的虚拟云环境中，机构的医疗健康大数据在生命周期的每个阶段可能都是与其他用户混合在一起，即使有能力在基础设施层安装符合自己要求的监测探针，也会受制于资源瓶颈限制，无法达成符合自身个性要求的安全管理需求。

为建立自身的安全管理体系，成熟的 IT 机构通常会使用标准的安全管理框架，如 ISO/IEC 27000 以及信息技术基础设施库（ITIL）服务管理框架**（治理示例 7）**。

此类行业标准的管理框架为数据安全治理与实施提供指导，以实现数据资产保护的可持续管理过程（Mather et al.，2011）。在医疗健康大数据安全管理治理要求下，ITIL 是一个很好的治理目标选择，它给出了一系列复杂清单、任务及程序的重要 IT 实践的具体描述。但即使采用了 ITIL，也应当根据云计算服务工作、敏感数据情况以及组织建立的各类隐私保护及数据安全要求等，对框架进行审查和不断调整。

5.3.5.3　围绕 EHRs 访问控制技术治理示例

关于访问控制技术，在区域医疗健康信息化第二阶段刚出现时，基本上采用传统的单一基于角色的访问控制，随着第二、第三阶段的深入发展，出现了角色数量非线性增多，角色呈现模糊化和不确定性，角色层次关系变得异常复杂等新问题。为主动适应大数据挑战，需要转变为“基于目的的访问控制为主，辅以基于角色的访问控制”，即有效决定什么样的人出于什么样的目的对何种密级的大数据资源进行了什么类型的操作，将角色和目的进行有机结合，实现数据隐私安全保护的细颗粒度化访问控制（李志强等，2014；渠世艳等，2011），为此有必要建立专门的隐私保护访问控制模型（夏云，2015）。区域医疗健康信息平台是区域医疗健康信息化进程中最核心的信息系统，居民电子健康档案（EHRs）为其最基本应用，以平台和 EHRs 为对象，接下来构建隐私访问控制模型（Privacy Access Control）的示例**（治理示例 8）**。

隐私访问控制模型的实体分为五类，所有权主体（Ownership Rights Subject，OR－S）、管理权主体（Management Rights Subject，MR－S）、使用

权主体（Usage Rights Subject，UR－S）、大数据资源客体（Big Data Resource Object，BDR－O）、角色主体（Rule Subject，R－S）。OR－S，EHRs 的拥有者，具备隐私策略的终极决策权，如院内就诊患者；UR－S，EHRs 潜在的访问者和使用者，如临床人员；BDR－O，潜在被访问的数据或记录，包括但不限于 EHRs；R－S，具有相同或近似属性标签的一组或一类用户集，如二、三级医院的医务人员；MR－S，接受 OR－S 委托，履行大数据全面管理权利，如卫健委。模型引入目的（Purpose）概念，它描述的是 RPHIPs 隐私数据被采集、传输、存储、分析使用的直接及间接原因。目的与角色相结合，成为访问判决的关键依据，本章采用树形层次进行目的管控，称之为目的树（Purpose Tree，PT）。如图 5.8 所示，在 PT 内，每一个节点代表一个目的，每一条边代表了这条边所连接的目的之间的继承关系；目的的初始化由 OR－S 决定，一般由 MR－S 进行设计，再由 OR－S 知情并授权，结合原有角色访问控制的设计，UR－S 可以合法访问和使用 BDR－O。需要说明的是，目的树需要随着区域医疗健康信息化发展而不断丰富和优化。

以专业型的辅助诊疗的临床工作调阅为例，该模型对于 EHRs 的访问控制流程包括以下六个步骤（默认具备的前提：医院具备健全的 HIS，并已接入了 RHINs，患者个人健康档案在 HIS 的医生工作站进行访问的技术和网络条件具备）。

第一步：医生凭本人身份认证信息登录进入本院 HIS，并符合其院内角色访问控制等已有隐私保护规则体系；否则被拒绝。

第二步：患者在门诊就诊时，因病情需要同意接诊医生调阅其 EHRs（患者身份也需要进行认证，借助患者本人唯一身份识别凭证，如居民健康卡）；医生作为 MR－S，以临床工作调阅目的为理由，对来诊患者的 EHRs

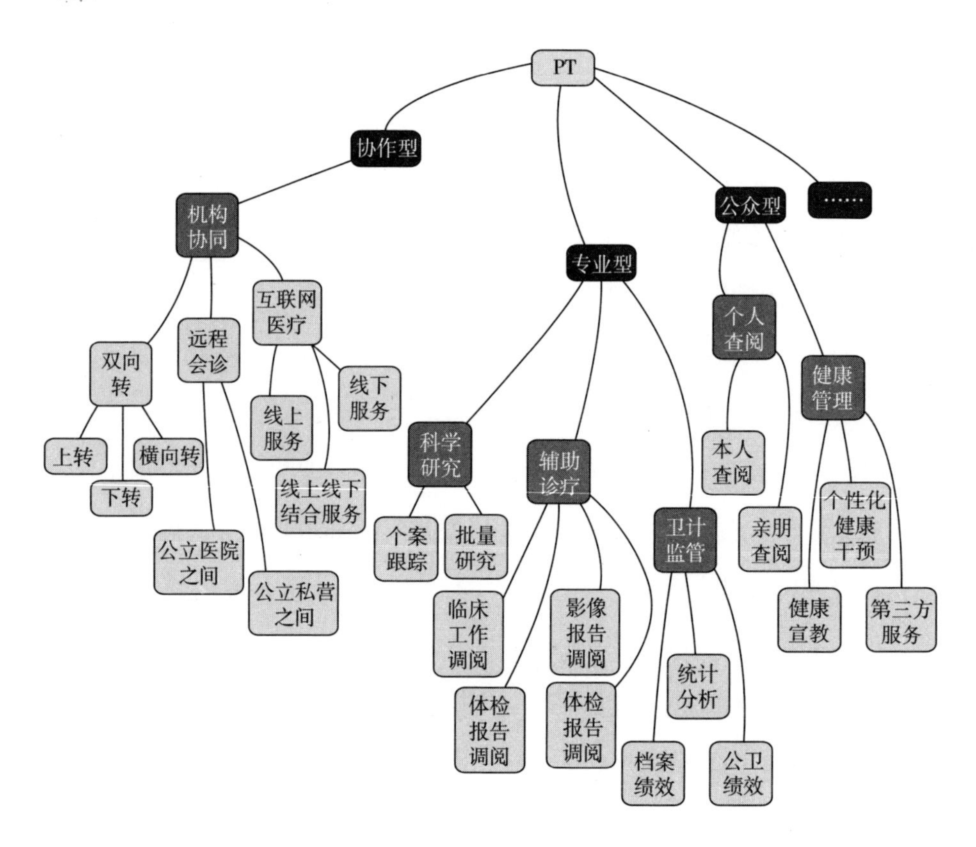

图 5.8　支撑 RHINs 隐私访问控制模型的目的树示例

（BDR－O）发起访问（调阅）请求。

第三步：RHINs 判断访问请求属于个人隐私数据级别（如果不是隐私信息则进入传统的角色访问控制流程，如调用的是通用的临床决策辅助知识库)，触发 RPHIPs－PAC。

第四步：RHINs 根据 HIS 提供的医生信息，以及后台统一医疗卫生资源注册功能，依据医务人员的角色授予规则为该医生分配具体角色；根据医生角色和医生访问请求中所声明的目的进行判定。

第五步：判定医生角色目的和医生声明的目的是否具备一致性，来访医生角色所拥有的权限是否可以操作该数据，哪种类型操作（只读或修改等），全部通过则进入下一步；否则拒绝。

第六步：来诊患者现场进行必要交互确认，医生成功调阅其 EHRs，后台记录访问日志。

针对上述六步，需要特别说明的是，在区域医疗健康信息化第三阶段，EHRs 数据将关联其他健康类数据，此类数据来源于医院之外的第三方服务商（如用以采集患者日常健康体征数据的居家健康终端设备），关联后的广义个人健康档案数据更丰富，新增的健康类数据管理权往往是第三方服务商，此时，上述第三、第四、第五步需要同步至第三方服务商进行目的访问控制。

5.3.5.4　围绕 EHRs 门户网站访问治理示例

在区域医疗健康信息化第二、第三阶段的应用建设中，大多都基于区域医疗健康信息平台建设了公众健康服务门户网站，门户中最基本的功能围绕 EHRs 调阅开展，如表 5.2 所示，围绕 EHRs 门户网站访问治理示例 **(治理示例 9)**。

表 5.2　区域医疗健康信息化进程中 EHRs 门户网站访问技术治理

重点内容	功能要求	技术实现
建档意愿	建档知情同意	通过当地公众健康服务门户网站，公众首次实名注册登录后，专门的页面提醒是否建档，给出明确的建档目的、使用场景、隐私保护措施等知情同意条款等，由登录用户进行选择和激活
授权调阅	调阅知情同意	完成上述操作后，专门页面提醒：是否允许医生调阅档案，给出明确的调阅目的、使用场景、隐私保护等知情同意条款等，由登录用户进行选择和激活

续表

重点内容	功能要求	技术实现
内容设定	调阅内容项目设置	完成上述操作后，专门页面进行调阅内容设定：允许调阅的相关内容、单条记录甚至字段；允许调阅的医生类型（门诊医生、住院医生、急诊医生）；不完全档案调阅给医生诊断的参考所带来的风险的客观告知；允许调阅的未来时间段设定；调阅设定完成后模拟调阅界面预览
调阅触发	调阅及交互触发设置	完成上述操作后，专门页面提醒：调阅触发方式，如医生工作站刷个人的实名居民健康卡；调阅发生时个人输入密码控制的交互需求确认；调阅发生和发生后实时短信提醒需求确认
应用扩展	扩展应用个性选择	完成上述操作后，专门页面提醒：围绕个人健康档案的其他应用或服务的模拟场景展示；各类服务的目的、收益、隐私风险、保护措施等知情告知；应用或服务的自主选择
被遗忘权、可携带权、修改权	一键遗忘、数据导出、修改	提供被遗忘权，个人不再希望自己的数据存在或被处理，且在法律上没有理由让数据管理方保留数据时，能够实现个人数据在系统中的永久清除；发现数据错误时提供反馈和修改确认页面；提供合适格式，个人希望数据迁移时，能够便捷实现数据可携带权
敏感数据自动处理	敏感数据识别及标记处理	后台建立敏感数据识别规则知识库（规则需动态扩展成长），对PII及其他患者敏感数据等进行自动识别、标记和脱敏处理，任何应用和服务需要访问敏感数据都需要遵守既定的隐私政策和安全要求；软件能够有效监控特权用户（数据库管理员、后台服务人员等）对敏感数据的访问

5.3.6 观念认知治理

即使形成了健全的法律法规、配套了卓有成效的管理机制、采用了适宜技术手段，在相关主体责任方观念认知不足情况下，医疗健康大数据隐私安全保护也较难显现成果。**治理准则16：同步提升三权责任主体的观念认知。**

一是治理数据所有人的参与及维权意识。数据所有人（患者和普通用户等）需要加强个人隐私安全保护意识，并积极参与到隐私安全保护中，一旦发现问题则及时维权，让侵权行为付出应有代价。首先应该认识到，数据隐私权不能仅是一种消极的不受侵扰的权利，而应是一种积极的、能动的控制权和利用权。一方面，在个人医疗健康大数据的使用上，数据所有人不应持消极对抗意识。个人的医疗健康数据虽然归属于数据生产者本人，但它又是公共卫生（如疾病控制、应急指挥）管理、诊断治疗活动进行、医学研究开展等不可或缺的基础性数据素材；另一方面，医疗健康大数据的价值实现需要数据共享和流动：卫健委出台政策需要数据支撑，医院及公共卫生机构开展业务需要数据辅助，医疗卫生相关企业需要数据确定发展战略、营销策略及服务方向等。在现代社会，任何人都既没有能力也不可能禁止医疗卫生机构对个人医疗健康大数据的采集与使用，个人医疗健康大数据的合理、合法使用对人类发展至关重要，未来社会对个人医疗健康大数据使用范围的拓展和使用程度的深化将不以个人意志为转移，个人利益与社会公共利益的双赢和均衡成为必然。

二是治理数据管理者的监管及审慎态度。2002年《医疗事故处理条例》的颁布，一定程度上促使了医疗机构以及医护人员增强了对患者隐私权利的认识和法律意识。但在医疗活动中，不时发生医疗机构漠视甚至侵犯患者隐私事件（杨吉江等，2010；王静，2012），甚至一些卫计管理部门人员的隐私安全保护意识也比较淡薄，在区域医疗健康信息化建设中，存在一些不恰当的认知：通过区域医疗健康平台建设，为患者建立个人居民电子健康档案并提供基于档案的各类服务，区域范围内共享医疗卫生信息能给患者个体带来更多价值，此类获益是不言自明、不需要过多解释，不需要提前征得个人同意的。上述认知忽视和轻视了数据所有人的权益，不利于区域医疗健康信息化的长远发展。当然作为承载数据管理权的卫健委（或其业务委托的卫生计生信息中心），基于利益考虑在主观上损害数据所有权责任主体的事情并不多见，更多的是因为重视不够造成监管力度不足，进而产生隐私安全保护问题。卫健委在区域医疗健康信息平台建设中，对合法收集的患者和普通用户的医疗健康数据有严格保护义务，尤其在大数据环境下，更需要提高思想认知，在重新审视并尊重数据所有人权利前提下，进一步发挥大数据的社会效益。

三是治理数据使用者的责任及自律意识。长期以来，隐私安全保护都建立在个人决定是否、如何以及谁来使用他们的数据的基础上（陈昌凤、虞鑫，2014），但在大数据时代，二次和多次利用成为主流，数据使用目的经常被变更，个人许可对个人隐私安全的保护作用和成效受到限制，将隐私安全保护责任后置成为一种选择，即数据使用者对自身及数据所有者负责（邹盼，2016），更加强调数据使用者的责任和自律。

5.4 案例分析

5.4.1 案例一：华西-成华全科健康大数据管理平台数据治理项目

5.4.1.1 项目背景及面临的问题

2017年，“华西-成华城市区域医疗服务联盟”成立，有了这一联盟，成都市成华区的居民在“家门口”，就可以实现四川大学华西医院自助挂号、缴费服务，大大缩短就医等待时间。双方通过“人通、医通、网通”三通，大大提高成华区基层医疗机构的服务水平。

2019年，联盟有了更多的合作形式。为助力“健康成华”建设，集全科实训考核、家庭医生服务、健康大数据平台等功能于一体的全省首家“华西-成华健康管理服务中心”投入运行。四年多来，“华西-成华城市区域医疗服务联盟”建设成果丰硕，双方在人才培养、远程诊疗、实验室质控、慢性病管理及科研等合作项目中取得突破性进展，探索出一条符合城市中心城区实际的分级诊疗新路径。

成都市成华区现有医疗机构信息系统间存在着“孤岛效应”，无法进行有效的数据共享。区域健康医疗大数据平台中，数据标准不统一限制了大数据进一步的分析利用，尤其是对需要大量数据支持的回顾性医学研究。

5.4.1.2 治理目标

融合不同来源的医疗数据做到高效的数据溯源并实现其可视化。以元数据为主要切入点调用所需信息，在提高数据安全性的同时显著提高数据检索及融合的效率。

5.4.1.3 数据治理的实施

（1）数据治理对象。

四川省成都市成华区18家医疗机构现有HIS系统数据，其中公立医院5所，社区卫生院13所。

（2）数据治理实施过程。

以元数据管理为核心，通过搭建华西-成华全科健康大数据管理平台（见图5.9），开展18家医疗机构现有HIS系统的数据融合工程（见图5.10）。

◆元数据管理功能设计：以元数据管理生命周期出发，包括元数据采集、元数据展示、元数据应用、元数据搜索、元数据浏览及管理、元数据字典管理等。首先，抽取原始数据库的表、字段、表间关系；其次，形成原始数据库的数据模型元数据，能够对每个表和字段进行业务名称标注；

再次，实现按照业务名称或表/字段名称进行搜索；最后，通过对表及字段的增加、修改、删除管理数据模型。

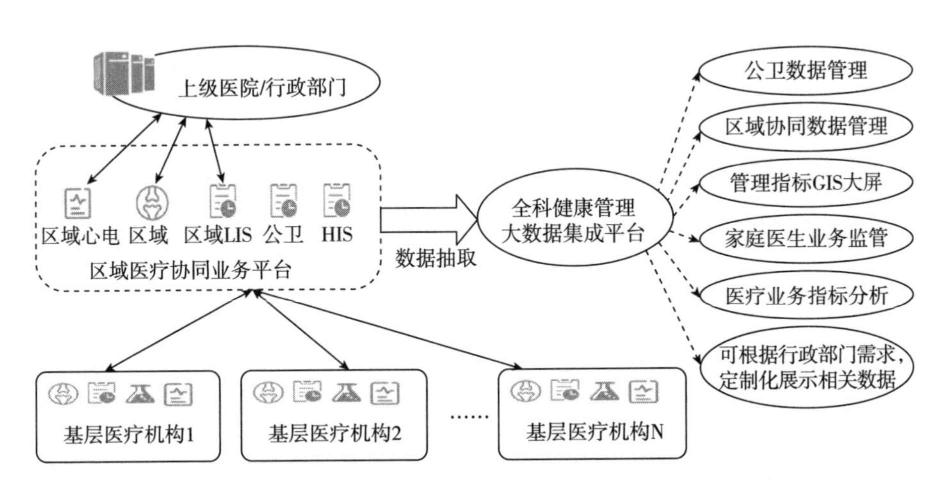

图 5.9　华西-成华全科健康大数据管理平台

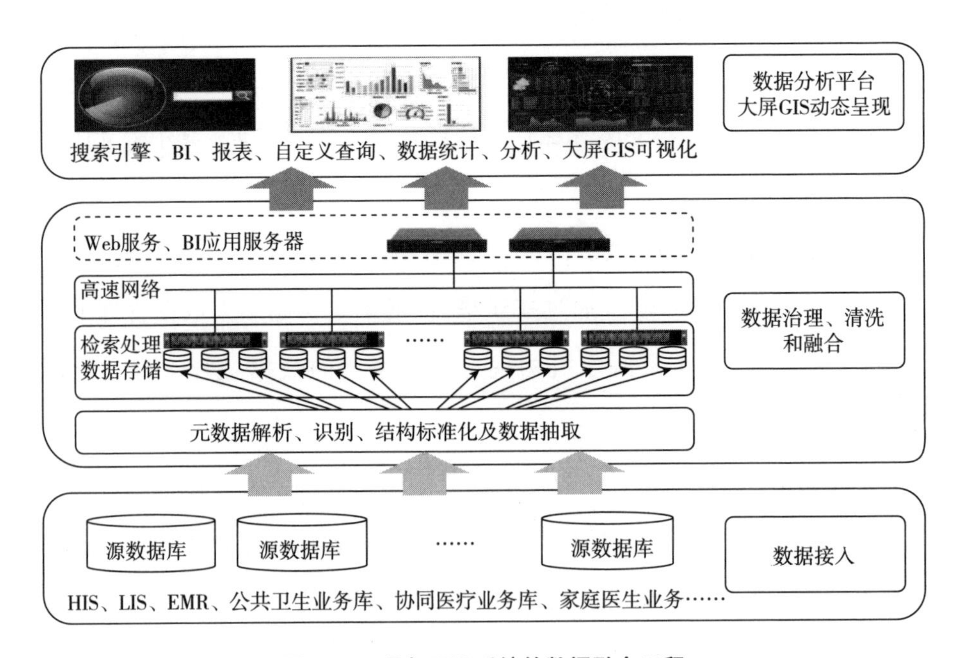

图 5.10　现有 HIS 系统的数据融合工程

◆数据采集：该平台对数据库中用户开放账号权限的表进行数据采样，基于已存在的业务术语，将其关联到对应的元数据，并通过数据源映射到业务术语生成新的目录。同时，采取基于 MOF 标准将医院主体业务模型分为五大主题域（参与者、医疗服务、医疗事件、资产、费用）。针对医院不同业务模型下存在的大量重复数据，通过 NLP 算法对数据进行去重、归一、梳理等，将处理过后的业务数据模型学习进知识库；后将数据按照对应业务模型抽取、清洗到目标数据库中。并采用 HIE 数据融合引擎进行数据交换，该引擎基于 CWM 模型，满足 XMI 元数据交换的标准。

◆数据汇集：采用 MPP 分布式并行结构化数据库集群。

◆数据分析：数据分析以业务需要为导向，不同业务部门所关注的数据指标需因业务需要进行筛选，通过规划医疗数据全景图，进一步提炼出有价值的数据，并最终梳理出医疗健康数据集市。

◆功能可视化：通过一系列可视化功能开发，降低数据应用门槛包括元数据采集可视化、数据实体信息及分布可视化、数据血缘分析等。

5.4.1.4　数据治理成果

通过对原始数据元数据的管理、数据模型元数据的管理以及主题数据模型元数据的管理及可视化工具开发，实现更加便捷地了解区域健康医疗大数据资产分布以及其产生过程。

5.4.2　案例二：某医院历史数据融合治理

5.4.2.1　面临的问题

随着某医院的发展，对信息化建设也不断地投入，到目前为止，某医院已建成包括医院信息系统（HIS）、实验室信息管理系统（LIS）、医学影像存档与通信系统（PACS）、放射信息管理系统（RIS）、临床信息系统

（CIS）、电子病历（EMR）、病理系统（PIS）、移动护理、病案、财务管理系统、物流管理系统及手术麻醉等46个应用系统，为医院各项业务的快速增长提供了有力的信息化技术支撑。

然而支持医院在信息化建设持续推进并实现迭代升级过程中，由于各系统分期分批建成投入使用，存在不同时期、不同阶段建设的各旧有业务信息系统的形成若干历史沉淀数据，并且各当前医院正在运行的业务系统一般都是由不同供应商提供，所以不可避免地存在下列主要问题：

（1）全院没有建立统一清晰的数据资产目录。

全院历史以来存在的信息系统众多，由于厂商不统一，系统各自为政，没有一个统一的数据资产目录进行管理，全院信息系统到底有哪些数据，有多少数据量，无法进行有效的统计和梳理。

（2）HIS系统迭代升级过程中，老系统数据无法在新系统中进行数据融合利用。

现在全院有两套HIS系统，新系统上线后，老系统的数据应该如何利用，能否与新系统进行数据融合，并构建一个统一的数据查询入口。

（3）历史沉淀数据中，涉及非结构化电子病历数据的无法解析应用。

以前老系统的电子病历数据多为非结构的数据，存在着大量的历史文本病历，这些文本病历的颗粒度难以支撑后续的病历数据利用（如医疗质控、临床决策支持、临床科研等），限制了医疗大数据的应用。不利于后期统计及科研分析工作，必须要进行解析后，才能进行深度应用。

（4）全院数据接口缺乏统一管理。

由于没有统一的医院主数据，目前系统接口均采用点对点方式，技术实现方式多种多样，例如最多的方式是数据库直接存取，接口双方需要明确知道对方的底层数据结构，这导致了完成和维护这些接口是一项非常艰巨的任务，并且在不同的供应商之间难以明确自身的责任，出现问题之后相互推诿，导致很多接口出现故障无法及时查找原因进行解决，影响业务系统使用，而对于新增接口，必须要依赖厂商才能完成，这些给医院带来了很大的管理成本和财务成本。

（5）医院数据质量控制体系需要建立。

通过对各业务系统的数据治理，保障数据在清洗，转换过程的数据质量，也可以通过定期对业务系统的数据检测，让用户随时掌握全院各生产系统的数据质量情况，并能够促进前端业务系统数据录入的规范填写。

5.4.2.2　数据治理目标

（1）实现医院数据统一。

通过对基于医疗元数据治理为驱动的数据集成平台化工具的部署，建立标准的数据编码目录，源系统数据依据标准的数据编码目录，经过映射获取两者之间关联关系，实现院内所有系统的数据统一化与标准化。基于数据集成后所治理的数据，支撑实现统一数据视图，使医院在患者、资源等视角获取到的信息是一致的，提升患者以及医院信息的管理人员与分析人员对系统的感知。

（2）实现医院接口统一。

通过对基于医疗元数据治理为驱动的数据集成平台化工具的部署，为医院建立运营数据共享平台，是各业务部门和院内管理层获取统计数据的唯一来源；为院内各业务系统提供统一共享数据接口，减少系统间相互接口的重复性，降低接口的复杂程度，提高系统间接口效率与质量；为跨系统数据应用提供数据支撑。

（3）实现医院新老 HIS 系统数据的融合利用。

通过数据治理，建立统一的数据集成平台，完成对全院新老 HIS 系统的数据分析治理融合，并根据治理完成的数据，共享给业务部门使用，为各部门业务统一查询统计需求及领导管控决策提供数据支撑。

（4）实现医院对历史电子病历系统沉淀数据的解析利用。

通过对医院以往非结构化与半结构化电子病历旧系统数据，利用 NLP 算法完成电子病历的结构化解析工作也是数据治理工作中重要一环。解析后的结果不仅可以直接展现给用户，还可以实现计算机自动识别，以方便进一步数据处理及利用，如病历语义检索、数据查询、数据挖掘、数据建模等。为医院临床、科研、教学工作提供了丰富的电子病历数据支撑。

（5）实现数据质量管控。

通过对基于医疗元数据治理为驱动的数据集成平台化工具的部署，根据规则设置实现其所抽取的数据进行一致性、完整性、正确性的校验，形成数据校验结果并与业务系统进行比对，发现问题可根据平台的智能修复功能完成数据的更新采集。保障了数据在清洗，转换过程中的数据质量。通过建立院内数据的质量标准、数据管控的组织、数据管控的流程，对数据质量进行统一管控，使数据质量逐步完善。

（6）实现对医院数据资产目录的建立。

通过数据治理，对全院各业务系统数据进行梳理，建立一个清晰的数据资产目录，能有效地支撑运维团队进行数据查找与管理。

5.4.2.3　数据治理的实施

（1）数据治理对象。

某医院历史沉淀存量数据及当前院内运行的主要业务系统生产的数据。

（2）数据治理实施过程。

医院历史数据融合治理功能实现如图 5.11 所示。

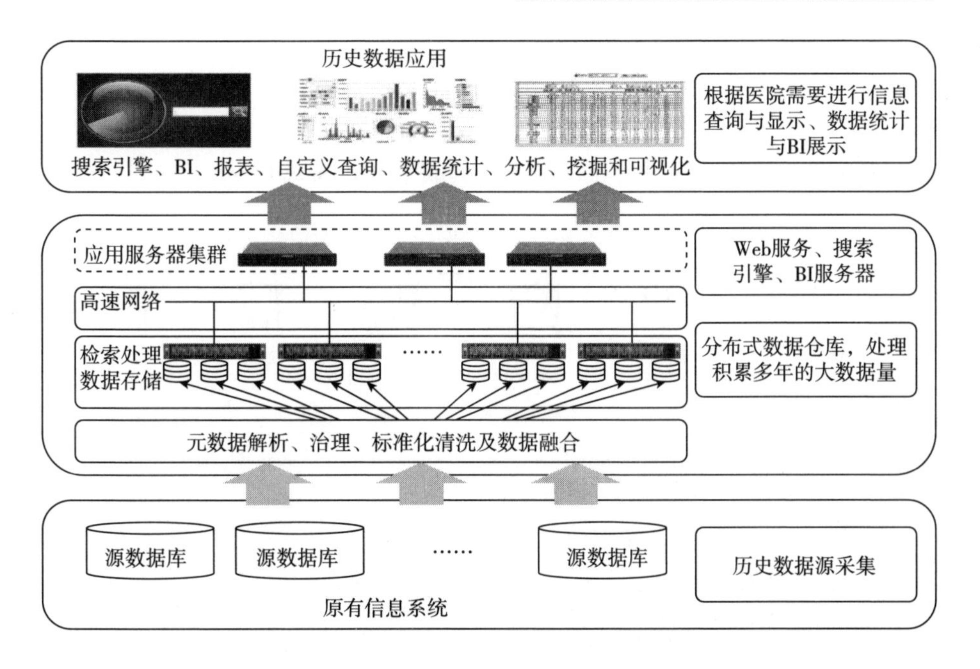

图 5.11　医院历史数据融合治理功能实现

1）数据接入。

无需原有业务系统开接口，在只提供数据库读取权限的情况下，以不影响业务系统运行的方式，采集医院原有信息系统的数据。

2）数据融合。

当对历史数据进行融合时，需要通过数据治理实现对数据的统一化、标准化，并且对数据源本身的质量问题进行清洗，这是一个重要的过程，不是简单地导出数据放到一起就能使用的，因此，要求对其中的元数据进行解析、抽取、转换映射到统一化的标准数据。

为了减少协调工作量，需要支持对原有信息系统历史数据中元数据的黑盒识别，从而不需要原有厂家的配合参与。

为保证数据质量，需要支持元数据血缘分析、数据质量报告等功能，以便后续的 BI 应用使用。

3）数据治理平台工具的部署应用。

基于医疗元数据治理为驱动的数据集成平台如图 5.12 所示。

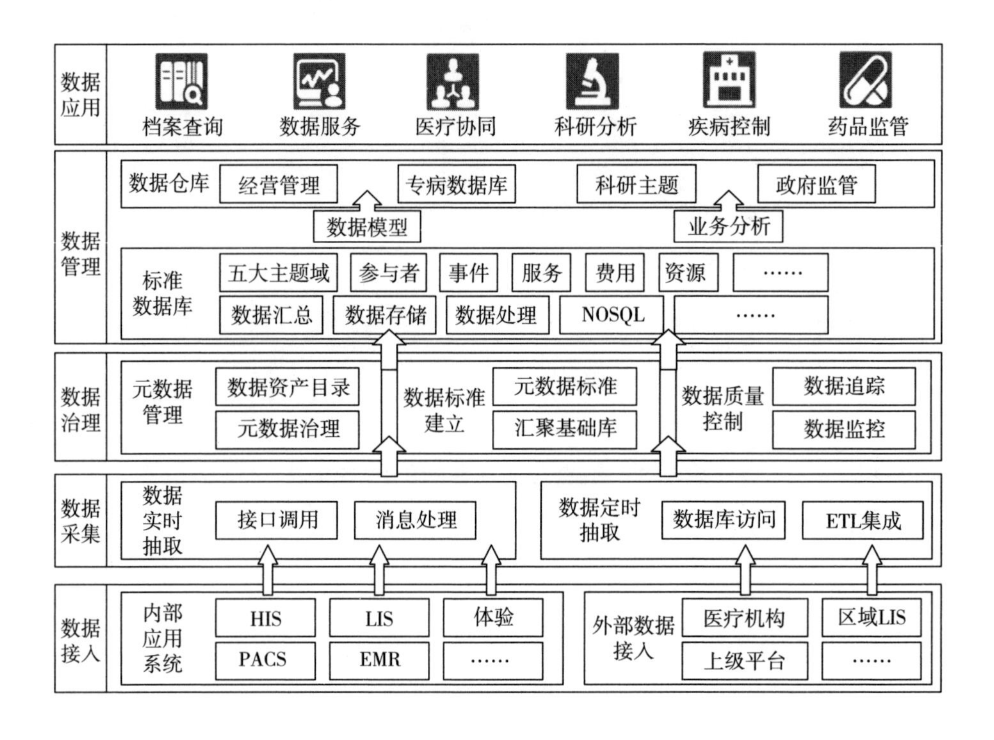

图 5.12　基于医疗元数据治理为驱动的数据集成平台

A. 基础应用。

完成对服务器环境，登录账户的配置监控，包含用户权限、日志管理、配置管理、节点管理、资源目录等。

获取历史系统数据库访问权限，通过平台进行连接，并测试成功。获取元数据至平台进行分析。

B. 数据融合引擎。

用于对院内异源异构数据进行抽取、转换、加载，是数据融合的基础，并能对数据抽取转换任务状态的监控，在此系统指定的工作空间内，通过图形化拖曳牵引的方式，配置不同的 ETL 组件，形成一个能够统一运行的 ETL 流程作业，同时支持试运行、远程执行等操作。包含转换设置、作业流程、调度计划、执行监控、日志分析等功能。

根据对历史数据的分析，利用 ETL 工具配置元数据的映射关系，进行数据结构及数据标准化的转换，按照指定的标准库模型完成数据的清洗入库操作。

C. 建立电子病历（EMR）后结构化解析实体标准体系及知识库。

a. 定义 EMR 层级：

a）文档：文档是指由特定医疗服务活动（卫生事件）产生的服务对象临床诊疗或指导干预的信息集合，由若干数据组和（或）数据元组成，如住院病案首页、会诊记录、门（急）诊处方等。

b）文档段：临床文档一般可分为若干逻辑上的段，即文档段。文档段为构成该文档段的数据提供临床语境，即为其中的数据元通用定义增加特定的约束。文档段一般由数据组组成，并通过数据组获得定义。本标准中未明确定义文档段，但隐含了文档段的概念。

c）数据组：由若干数据元构成，作为一个数据集合体，参与临床业务活动记录的表达，具有临床语义完整性、可重用性特点。数据组可以表现为嵌套结构，即较大的数据组可包含较小的子数据组，如症状、用药、手术、文档标识等。

d）数据元：位于电子病历数据结构的最底层，是信息模型中可以通过定义、标识、表示和允许值等一系列属性进行赋值的最小数据单元。数据元的允许值由值域定义。

b. 设立 EMR 粗粒度标签：粗粒度标签主要解决的是数据段层级的元数据，根据不同模板 XML 电子病历文件选出不同的数据段以及标注出对应的数据路径。

c. 设立 EMR 细粒度标签：电子病历标注是电子病历后结构化工作的一部分，标注只用于细粒度解析，也就是电子病历整段文档形式对的内容不能用粗粒度提取的方式解析，只能标注后再解析。对粗粒度内容不能用粗粒度解析方法进行解析的整段文档用标注后解析。电子病历标注的实体分类以结构化方向和应用方向两种方式结合。

a）实体分类。

◆电子病历分类根据电子病历书写规范，《电子病历基本架构与数据标准（征求意见稿）》要求以及粗粒度解析的结果对整段形式的医疗文件进行实体分类后，用标注工具进行标注。以解析后病历数据在诊疗中无歧义展示原始数据为准则，尽量少的分类层级为目标。

◆入院记录用入院记录本身书写规范树状结构进行层级分类，体格检查以不同身体部位主体和人体脏器为结构单位，参考华西 HIS 结构化电子病历字段进行实体分类。

◆除入院记录外其他的医疗文件以疾病、症状、体征、辅助检查和处理应用方向方式进行分类，整段落形式的医疗文档以及文档段都采用此分类方法。

◆整段落文件实体分五类（五类命名实体）：症状（病人自己的感受），体征（体格检查），辅助检查（仪器检查结果），疾病（包括诊断和诊断分类等疾病名称），处理（包括各种治疗手段方法和检查手段）。

b）标注方式。

标注方式用从上到下按文档、文档段、数据组和数据元顺序逐级标注。

d. 建立 EMR 知识库：电子病历知识库的建设，主要依托于实体分类的粒度，现有的实体分类主要分为四个层级：文档级别、数据段级别、数据组级别、数据元级别。在电子病历知识库的建设中，把每一级别里面的实体分类都拟定为一张表，该级别的实体分类下如有更细的实体分类，把下一级的实体分类当作该级该实体分类的表的字段。每张表之间靠病人编号来做关联，最终通过对非结构化 EMR 数据进行标注分析和利用 NLP 算法通过机器学习，并建立解析模型完成数据的结构化入库。

D. 元数据管理。

通过编制数据资产目录，给出业务场景和数据资源的关联关系，降低理解系统数据的门槛。支持接受用户元数据检索服务请求后，通过搜索引擎，返回搜索结果给用户。提供高速、智能化、界面友好、准确率高的检索功能。根据数据血缘分析展示数据血缘分析图，用户选中表或字段，呈现出该表（或字段）的血缘关系，包含其来源、处理过程以及后续应用等相关表（或字段）。包含数据资产目录、元数据检索、血缘分析、影响分析、变更管理、版本对比、导入/导出等功能。

针对治理完成的数据形成数据资产目录，并能通过血缘分析，影响分析能够查看整个数据的治理转换的过程，便于数据问题的快速定位。也能通过资产目录的检索快速完成数据的查找，加强对整个数据的管理。

E. 数据质控。

根据数据完整性、数据规范性、数据一致性、数据准确性、数据唯一性、数据及时性的数据质量状态，定义选择数据质量检测规则。支持在数据流转链路上，对数据各环节迁移过程进行检查。结合数据上下游血缘，保证源端数据和目标端数据在数据量上的一致。利用血缘分析，检查数据在数据流中各点的数据量进行跨数据源对比分析，跟踪具体问题。包含规则管理、数据集检测、数据流检测、检测报告等功能。

监测数据在抽取过程中的质量问题，若发现数据前后不一致，将进行数据的深度分析，并完成数据的重新抽取或补充抽取，保证数据的准确性。并根据数据规则进行检测，完成数据的质控检测，形成数据报告反馈给用户。

4）数据治理服务的提供。

A. 数据分析服务。

本次将采用数据主动分析的方式，依靠算法模型及平台功能对医院历史数据进行样本采集并分析出元数据的含义及关联关系。不需要依靠第三方厂商提供数据上传接口，减少了数据对接的成本。

a. 算法分析。

a）建立标准数据元知识库，并能够对采集数据进行翻译。

b）建立元数据与标准数据元的关联关系模型，并同步返回到知识库。

c）根据本平台提供的国家，省级标准的值域标准，完成值域标准化的映射匹配。

b. 人工核检。

a）根据算法模型翻译结果对数据进行人工核对，并进行确认提交。

b）通过返回的数据元关联模型完成 ETL 数据抽取过程的配置。

c）完成值域匹配后的数据核对，并开启值域转化功能，通过 ETL 完成标准值域的自动转换。

B. 数据质量检测服务。

为保证数据在抽取转换过程中的完整性、准确性，需对数据质量进行检测。

a. 根据客户需求，对源数据库与融合数据库进行数据进行比对，通过数据量、数据值来检测数据的一致性。

b. 形成数据质量检测报告提供给客户，让客户更好地掌握本次数据在治理融合过程中的质量情况。

5.4.2.4 数据治理成果

通过对某医院实施基于医疗元数据治理为驱动的数据集成平台化工具的部署与使用，以及对其医院历史沉淀数据与当前运行的新业务信息系统所生产的数据进行融合治理服务，实现了其医院数据的统一化、标准化；为院内各业务系统及跨系统数据应用提供统一共享 API 数据接口服务，提高系统间接口效率与质量；有效激活了医院数据资产并建立清晰的医院数据资产目录，为医院运营、临床、科研、教学工作提供了高质量的数据保障支撑，实现了对医院数据的高效应用。

5.5 本章小结

本书匹配治理框架的方法论由认知、准则、工具、模型及示例等多维度组成，方法论的获得来自多个途径：①依据既有研究相关理论体系的拓展；②依靠个人经验及专家咨询的输出；③利用文献中学术观点的指导；④依据政府政策文件支撑；⑤基于典型案例分析时大数据治理实践的启发等。

如表 5.3 所示，本章医疗健康大数据行业内部治理相关方法论得出，对应的研究方法及研究结果进行了归纳。以医疗健康大数据标准体系为例说明，本章得出了治理准则 11，采用的是研究方法为④、⑤，即利用文献中学术

表 5.3　医疗健康大数据行业内部治理方法论归纳

治理元素		认知		准则					工具		模型	示例				
医疗健康大数据资源规划	研究方法	①、③	③						②、⑤（广州）	②、⑤（广州）						
	研究结果	4	5						2	3						
医疗健康大数据标准体系	研究方法			④、⑤（国家）					⑤（国家）							
	研究结果			11					4							
医疗健康大数据隐私安全保护	研究方法	③、④、⑤	③	①、③	②、④	①、②	②、③	③、④	③			②	②	③	②、③	②、⑤（广州）
	研究结果	6	7	12	13	14	15	16	5			5	6	7	8	9

观点的指导，同时得出了治理认知 2，采用的是研究方法为②、⑤，即依据政府政策文件支撑、基于典型案例（国家）分析时大数据治理实践的启发。

基于第 3 章形成的医疗健康大数据治理框架，本章继续从行业内部治理角度进行研究。行业内部治理包括医疗健康大数据资源规划、医疗健康大数据标准体系建设、医疗健康大数据隐私安全保护；医疗健康大数据资源规划借鉴了信息资源管理相关理论，提出了规划实施流程、工具及方法；医疗健康大数据标准体系建设充分参考卫生信息标准体系，进行优化及增补，提出了标准符合性评测；鉴于医疗健康大数据隐私安全保护的重要性，研究专门提出了隐私安全治理子框架，提出了保护基准，并从法律法规、管理机制、技术手段、观念认知四个角度进行阐述。

第 6 章

医疗健康大数据社会环境治理

医疗健康大数据治理带有强烈行业属性，它显著受制于国家层面的外部社会环境。如图 6.1 所示，社会环境治理体现在大数据战略规划、大数据开放交易、大数据产业扶持、行业重点项目示范、大数据法律法规及大数据标准规范方面。在大数据时代，上述社会环境治理主体为国家政府，政府重要职责不仅是要强化政府部门自身对大数据的开发利用，更重要的是推动大数据整个产业发展和全行业大数据应用（**治理认知 8**）。

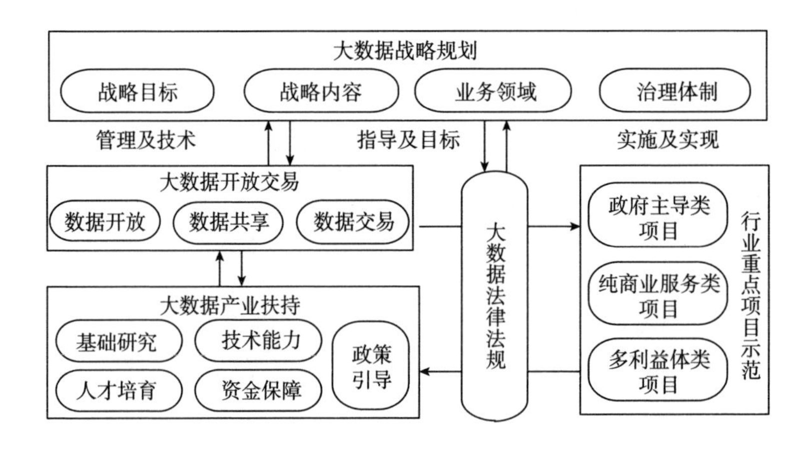

图 6.1　大数据社会环境治理

6.1　大数据战略规划

早在2012年，美国政府发布《大数据研究和发展计划》，期望提升从海量异构数据中获取知识的能力，研发大数据收集、存储、分析、管理、维护和共享相关的先进技术，依托大数据技术巩固加强国防安全，增加大数据技术开发和应用所需人才的供给等，并对应出台了若干政策文件（姚山虎等，2016）。随之欧盟、英国、澳大利亚、日本、韩国等也相继制定了国家大数据战略（周耀林、赵跃，2017；于浩，2015），但各有侧重（陈健，2017），比如英国（紧抓数据机遇——英国数据能力战略）聚焦在促使全国各地都拥有数据基础设施，加快数据科学分析和推动创新，保证在合法的情况下访问和共享数据的安全性；澳大利亚（公共服务大数据战略）确立了六项原则：数据属于国有资产、从设计着手保护隐私、数据完整性与程序透明度、技巧资源共享、与业界和学界合作、强化开放数据（姚山虎等，2016）。发达国家大数据战略规划在战略目标、明确的行动计划和重点扶持项目（包括人才培养及资金保障）、明确的管理机构和执行机构等方面非常相似，但在战略推动路径及技术能力提升方向等方面存在差异（张勇进、王璟璇，2014）。

梳理我国大数据战略规划脉络发现：2015年国家开始提出“实施国家大数据战略”，国务院印发了《促进大数据发展行动纲要》（顾荣，2016），系统部署全国大数据发展工作，提出在2018年底前，要建成国家政府数据统一开放平台，率先在信用、交通、医疗等重要领域实现公共数据资源合理适度向社会开放；2016年初，实施国家大数据战略被写入我国“十三五”规划纲要；2016年底，国家工业和信息化部印发《大数据产业发展规划(2016—2020年)》，提出到2020年，技术先进、应用繁荣、保障有力的大数据产业体系基本形成。实际来看，我国大数据应用的数据来源主要为企业内部生产和客户数据，政府免费开放的数据应用率为13.5%，处于较低水平（薄文广等，2017）。

通过上述各国实践情况分析可知：国家大数据战略规划设计，往往要明确整体发展目标定位、主要内容、业务领域发展侧重点及优先级，设计确保战略规划得以落地的保障体系等，其规划内容能为包括医疗卫生在内的所有行业提供宏观指导意见及执行依据，能够对各行各业带来持续而深远的影响（治理认知9）。

依托国家大数据战略规划，行业专项大数据战略规划的出台将更加顺畅和合理，比如《美国联邦政府卫生信息技术五年战略规划（2015—2020年)》的出台，并提出了五大目标：扩大卫生信息技术的应用；促成安全及互认的卫生信息；加强卫生服务提供；促进个人及社区卫生福利；促进研究、科学知识及创新，针对上述每个目标进行拆解，界定了结果要求及对应部门和具体策略。

而我国《促进大数据发展行动纲要》同样也为医疗行业的优先发展提供了充分依据——随之2016年国务院发布了《关于促进和规范健康医疗大数据应用发展的指导意见》，该指导意见依托国家大数据战略规划对医疗健康行业发展进行设计，明确了医疗健康大数据发展的目标定位、主要内容、业务领域发展侧重点，以及确保战略规划得以落地的治理体制等。依托医疗健康大数据战略规划的社会环境治理重点为：进一步适配医疗健康大数据政策（比如大数据技术能力提升、大数据行业应用与发展、大数据隐私与保护等)、储备适宜技术能力、大数据推广应用与重点项目实施等提供宏观指导与执行依据，最终医疗健康领域内不同组织能够细化形成自身的大数据战略规划及治理计划。国家大数据战略规划是行业大数据治理的外部环境中首当其冲的一环，上述从宏观、中观再到微观的过程及方法，在全球范围内同样对发展中国家推进医疗健康大数据治理具有普遍参考价值。

6.2 大数据开放交易

数据开放最初源于美国民间运动，后续在英美等国倡导下成为了改革政府的国际趋势（沈亚平、许博雅，2014），2011年八个国家发起了“开放政府联盟”，迄今成员国已增加至50多个。大数据开放交易是组织之间进行数据流通的方式，体现为大数据的开放、合作、共享、交换、交易等（高伟，2016），开放交易包含两层意义：技术层面开放是计算机可读可二次利用，法律层面开放是明确授权给任何人或组织可使用（商业或非商业）或二次开发（陈涛、李明阳，2015）。大数据的流通性和可获取性是大数据产业发展的重要基础，大数据开放交易是国家大数据产业发展的重要前提（迪莉娅，2014a）。我国约80%的信息资源掌握在政府部门手中（迪莉娅，2014b），政府向社会开放数据，供社会进行增值利用和创新应用，有利于经济和社会大发展（曾凯，2016；陈涛、李明阳，2015）。国家主导是公共（政务）大数据发展的根本动力（Kim et al.，2014；胡刃锋、王一凡，2016），政府更多关注自身的大数据开放，而企业更聚焦在大数据交易。目前我国大数据开放交易已有探索，但存在数据量少、价值低、规范性差、动态数据缺失（杨瑞仙等，2016）、大数据交易商业化落地难等问题（张群等，2017）。

（1）发达国家的大数据开放运动及政策归纳。2009 年以来，美国、英国、澳大利亚、法国、加拿大等国均制定有政府数据开放共享政策：美国要求政府机构尽可能在线发布政府信息，并减少政府机构对政府信息的过度定级或隐瞒，为敏感但非涉密信息创建开放、标准系统，要求政府数据默认状态是开放可读的，将“完全与开放”作为科学数据共享的基本国策等；英国则要求各政府部门制定详细的两年期数据开放策略，发布地方政府数据透明性法案等；澳大利亚修改完善《信息自由法》，制定详细的信息开放方案，明确公众对信息的再利用权；法国规定了政府部门掌握信息和数据的开放格式与标准等。

上述国家在大数据开放共享上有诸多共性（**治理认知 10**）：依托国家大数据战略规划推进政府数据开放行动；建立国家数据开放门户进行落地（闫建、高华丽，2015）；确保公众平等获取和利用“高价值”数据（如美国在医学领域已公布近 2000 项医疗主题数据集）（姚山虎等，2016）；强调政策的执行力度，比如每隔 2 ~ 3 年调整大数据开放策略、明确大数据更新频率等。出台国家大数据开放政策的价值显著：有助于促进商业化的大数据交易，政府通过开放数据带动商业发展在国外早有过不少案例，甚至可以对大数据产业带来全新商业模式；有助于促进行业大数据应用与发展，比如在美国数据开放运动刺激下，2012 年美国国立卫生研究院成立了大数据转化知识联盟，满足生物医学研究领域大数据的整合和最大化利用（姚山虎等，2016）。

（2）我国大数据开放的治理重点（**治理示例 10**）。①政策指导或立法：国家发布政策指导文件或立法，进一步明确大数据开放范围、开放形式

（原始表单/汇总数据库/统计数据）、开放对象、隐私保护条款等，鼓励地方政府积极探索，除非有正当理由，大部分公共部门的数据都将免费或收取极少费用（曹凌，2013），配套赋予弹性的免责条款设计，注重开放数据与保护的平衡［比如加拿大既有《信息获取法》支持开放又有《隐私法》保护相关主体的权益（周文泓，2015）］，打破部门主义实现创新。②建设国家级数据开放门户：虽然国内部分省市出台了政府部门资源共享管理办法和举措，北京、上海、武汉、浙江、无锡等十多个省、市甚至国家统计局建立了数据开放平台（杨瑞仙等，2016；闫建、高华丽，2015；周文泓，2015），但真正意义上的国家级数据开放门户尚未形成，需要投入资金尽快建设。③完善已有数据开放门户：基于用户需求提高数据的实用性和规范性，健全分类体系提供更高效的数据检索功能及数据更新机制（陈涛、李明阳，2015），重视用户反馈建立与公众的良好交互等（杨瑞仙等，2016）。④引导社会信息资源共享氛围：大数据资源共享能扩大社会效益，但这可能会与拥有和控制私人数据的个人和团体有冲突，通过政府信息资源公开来逐步引导社会上更多信息资源公开和共享，以政府数据开放带动社会认知（杨琪、龚南宁，2015），加强宣传教育调动社会各界共同参与，有助于打破狭隘的数据观念和部门利益优先思维。⑤鼓励公私合作的数据开放市场化：明确个人数据由个人控制（企业能通过匿名化处理获得部分数据权利）（石丹，2018），政府数据应当作为公共产品对待，政府部门虽然掌握了较多优质数据资源，但社会民众和市场企业的参与和协同，能更好地满足民众多元化的数据服务需求，有利于逐步形成大数据交易市场体系。

（3）健全大数据交易体系。数据资源具备商品属性，但其作为商品被用来交易的历史十分短暂（杨琪、龚南宁，2015），大数据交易的本质是对数据的产权（核心是所有权、管理权、使用权及收益权）的转让（吴江，

2015），大数据交易平台是以产权清晰的大数据作为商品进行交易的“数据中介”。

2014 年北京数海大数据交易平台启动上线，它是在交易规则缺失、定价标准不清晰、交易双方信息不对称的情况下推出并摸索完善（何培育、王潇睿，2017），是社会化分工以及引导大数据资源的合理分配的产物；随之，贵阳大数据交易所、长江大数据交易中心、华中大数据交易所、武汉东湖大数据交易所、河北京津冀数据交易中心、上海大数据交易中心等相继成立（高伟，2016），此时大数据潜在商业价值得以释放、交易规则逐步成型、实时线上交易比较完备。我国大数据交易市场逐步规模化发展，目前形成了两种主要数据交易模式（张敏、朱雪燕，2018）：一是中立中介模式，只提供交易场所，自身不存储和分析数据，仅作为交易渠道按包月或调用次数进行收费，卖方以出卖部分或全部数据所有权获益（吴江，2015），典型代表为中关村数海大数据交易平台；二是围绕数据提供增值服务，为数据拥有方和数据需求方提供交易，本身并不生产数据，而是对数据进行处理、加工并形成可视化产品，卖方更希望通过业务收益分成，典型代表为贵阳大数据交易所。无论何种模式，基本是由政府主导、企业主导或产业联盟主导，交易数据来源包括政府开放数据（政府渠道）、数据拥有组织或个人发布数据（商业渠道）、网络爬虫或众包所获取互联网数据（公开渠道）、交易平台业务沉淀数据（自有渠道）等。一些发达国家大数据交易除数据交易外，已延伸至企业之间“收购”和“并购”等（含数据、技术、人才和设施的交易）产业服务（朝乐门等，2016）。我国多数大数据交易平台交易活动包括：会员注册、平台审查、核准注册、在线发布需求或上传数据、交易所在线撮合、交易结算等（何培育、王潇睿，2017），所包装服务可归纳为数据定制服务、数据相关技术支撑服务、数据的托管服务、数据培训或人力服务等。

结合上述概况，为健全我国大数据交易体系，重点治理方向如下：

（1）法律法规及数据安全。尽快出台大数据交易的安全保护、商业秘密及个人隐私保护等法律法规，在大数据交易信息系统中逐一落实和响应，比如法律应首先承认用户个人对数据的财产权利，进而对数据相关企业的行为加以约束（张新宝，2015），同时并加大交易过程监控及行业自律，确保数据源及交易主体合法合规性。

（2）行业规范及统筹建设。国家层面对大数据交易发布行业标准规范，比如《大数据交易安全标准》《大数据交易数据格式标准》《大数据交易行为规范》《大数据交易管理条例》等，透明交易规则（降低交易成本及纠纷），避免形成新的“大数据交易平台孤岛”。

（3）数据权属。统筹数据确权办法和程序（石丹，2018；彭云，2016），从数据权利属性、数据权利主体、数据权利内容等角度界定清晰产权，比如原始/底层的个人数据，所有权归用户本人所有，而基于原始数据进行规范化数据脱密处理、匿名化处理而获得的数据集，企业享有限制性所有权（王融，2015）。

（4）数据交易（定价、效率）。拓展大数据交易的行业范围，实现程序化交易（刘伟，2015），量化大数据资产评估与合理定价，比如点对点协商价格、一对多竞价、动态应用效果定价等（刘朝阳，2016），促进卖方市场向买方市场转变，同时借助区块链、分布式存储等新技术丰富大数据存储方式，促进大数据交易方式多样化（何培育、王潇睿，2017）。

（5）政策与意识。消除政府部门间数据割据，优化政策环境，鼓励创新探索，提高有价值的数据源所有人的数据交易意识，提升数据加工深度、数据质量及有效性。

（6）新兴商业模式。引导大数据交易平台向数据银行新商业模式发展，前者更关注数据的买卖交易，追求规模化或注册会员量最大化，停留在商品集散范畴，后者更注重数据业务价值挖掘，让数据资源能深度嵌入特定领域的价值链条中，是资产改造、组合和融通的平台（杨琪、龚南宁，2015）。

（7）数据财产化（由劳伦斯·莱斯格提出）（莱斯格，2009）。个人数据具有人身与财产双重属性（类似于肖像权）（张新宝，2015；Moon，2014），两者进行适度分离（王忠，2015），推动数据财产化，实现在数据保护和利用之间的再平衡，解决个人数据财产权利、企业数据二次利用和政府数据共享问题，均衡个人信息人格权保护与大数据开放交易的矛盾（石丹，2018），直接通过数据财产化法律路径回应个人数据上的利益分配问题。

（8）个人数据交易许可。大数据时代，资产化数据的产权主体与实际控制主体相分离导致了对个人数据进行隐私保护的困难（王忠，2015），通过颁发可转让许可证、采用拍卖授予方式、明确许可销售的数据类型（原始数据、二次数据、多次数据）、建立退出规则等实现个人数据交易许可机制。

6.3 大数据产业扶持

从全球来看，美国和日本在大数据技术研发和商业应用上具备优势，而我国大数据产业的学术研究滞后于实践发展（朝乐门等，2016），整体处于起步阶段（陈健，2017；何培育、王潇睿，2017），但也形成了初步特色（朝乐门等，2016；汪晓文等，2016）：以大型互联网企业引领、传统信息技术厂商快速转型、新兴大数据服务向传统企业冲击的产业格局（工业和信息化部电信研究院，2014；魏萍、梁硕祁，2016），整体看产业模式单一且基础薄弱（张群等，2017；陈健，2017）。一些地方政府给予大数据产业极大关注，甚至成立了大数据局，大数据政策密集出台，如贵州省《关于加快大数据产业发展应用若干政策的意见》《贵州省大数据发展应用促进条例》《重庆市大数据行动计划》《上海推进大数据研究与发展三年行动计划（2013—2015年）》等。

（1）大数据产业扶持治理重点为健全大数据产业生态体系**（治理认知11）**。大数据产业生态体系需要涵盖产业上游、中游和下游（Lee et al.，2014），由基础设施、核心技术、服务和行业应用、人才培育、政府监管及引导（有序发展并管控对传统产业的影响）、行业协会、企业等要素组成（Soonduck & Kwangdon，2015），产业结构上强调质量与规模并重，合理均衡当前价值与未来价值；国家层面的扶持聚焦在：配套政策出台；统筹配套基础设施，避免低质量重复建设；国家级重大科研课题突破关键技术，比如云计算和MapReduce、分布式文件系统、分布式并行数据库、可视化技术等；促进大数据技术从实验室到商业化的转化；借助重大工程优先发展重要部门的行业应用；通过大数据产业基金、信息化财政资金等保障项目落地及人才培育（陈健，2017）。

（2）大数据产业扶持需要充分重视大数据标准规范治理**（治理认知12）**。随着大数据在行业应用中深入，大数据标准研制已成为国际各标准化组织关注热点，大数据标准规范成为支撑大数据产业发展和应用的重要基础（张群，2015）。2014年，我国在全国信息技术标准化技术委员会下设了大数据标准工作组，用以推进我国大数据标准规范研制工作，目前正在推进十几项大数据领域标准研制，但大数据整体标准规范滞后于产业发展（张群等，2017），目前初步形成的大数据标准体系包括：基础标准、技术标准、产品和平台标准、大数据安全标准及应用和服务标准（张群，2015）。在当前大数据浪潮冲击之下，国内外都尚未形成真正意义的大数据标准规范体系，各国都试图抢占先机，取得大数据标准的制定权。

国际上目前比较活跃的相关组织集中在ISO/IEC JTC1/WG9大数据工作组（吴素舫、柯平，2018），其中WG9的国家成员有22个，各国代表近200名，正在研制信息技术大数据概述和术语、框架和应用、用例和需求、参考架构、标准路线图等。目前我国对大数据标准规范研制的投入力度仍需加大：①加大国际上大数据标准规范的参与范围和深度，争取话语权；②目前我国大数据标准工作组在基础标准及数据管理方面有所积累，应继续加强行业大数据、数据开放共享、数据交易、隐私保护等方面重点标准的研制；③自上而下开展标准符合性测试、评价及认证，加快验证、推广、宣贯及行业应用（郭琨、李建平，2017）；④除了政府组织机构牵头之外，要充分利用第三方协会组织等，作为国家战略层面的基础性研究给予支持和引导；⑤基于国家标准相关管理办法（吴素舫、柯平，2018），强调利益相关者的参与，如标准委员会、厂商、大型医疗机构、科研单位等，充分凝聚相关“产学研用”力量是高质量标准和规范建立和高效率落地的有效保障。

（3）大数据产业扶持可以行业重点项目示范建设为抓手（**治理示例11**）。大数据技术成熟性及应用的可靠性等尚存在较多不确定性，企业往往会观望和等待。欧美国家在大数据发展早期阶段，通常进行重点行业若干重点项目建设，逐步形成关键技术、管理及业务模式等，以期促进大数据的长足发展。美国大数据战略发布后，约有 12 个联邦部门启动了 80 多项大数据项目（张勇进、王璟璇，2014），涵盖了国防、安全、能源、医疗卫生等众多领域，政府及当地大数据企业借助政策东风，强化对大数据的技术研发和创新应用，其基本治理逻辑为：政府规范，市场主导（李睿深等，2017）。各国进行大数据布局时，在行业选择上医疗卫生领域多数排在前列，大数据在医疗卫生领域率先应用和优先发展的可能性很高。**归纳来看，进行行业重点项目示范建设行之有效：通过政府规划和引导，首先有效带动公共服务及社会事务中的大数据应用，进而刺激和促进商业领域的大数据应用，最终有助于构建均衡的大数据产业生态。**2016 年国家发改委发布《关于组织实施促进大数据发展重大工程的通知》，聚焦不便市场化的政府领域应用，落实到重点行业由具体部门来实施（顾荣，2016），对大数据重点项目示范建设起到了指导作用。

6.4　大数据法律法规

大数据具有法律属性，应该立法进行促进和规范。**治理准则 17：大数据立法要兼顾和均衡三方面：一是实现充分、有效个人信息保护；二是促进政府数据开放共享最大化；三是促进围绕商业化数据交易的大数据产业发展。**

（1）专项个人数据保护（安全及隐私）法律法规。与欧美相比，我国尚没有个人信息保护的专门立法和行政执法机构，在数据日益资源化的今天，作为数据收集者难免会出现滥用数据甚至形成数据独裁（王乾，

2015)，借助于刑法和民法等都不足以及时有效处置侵权事件。我国现阶段涉及个人信息保护的法律渊源（约有40部法律法规涉及）基本上来自对隐私权的保护（张平，2017；伍艳，2013)，比如《关于加强网络信息保护的决定》《侵权责任法》《消费者权益保护法》等，造成了两方面问题：一是存在立法碎片化、立法一致性无法体现、个人信息保护的利益衡量不清晰、流于形式或者宣示性规定、缺乏可操作的具体规则等，使个人数据保护难以落地；二是隐私权这一上位法的缺失，使行业内数据隐私保护依据不足，或者即使出台了相关行业规定其权威性也得不到保障。隐私权是一种消极的、防御性的一种人身权，个人信息不仅包括隐私权，还具有积极的财产权属性（杨震、徐雷，2016)。欧盟对个人信息保护采取了保守策略，更强调“私生活不被干扰”的人身权，采取的是一种全方位国家立法模式，并在跨境数据流通中特别强调隐私权保护，2016年欧盟《一般数据保护法》引入“被遗忘权”更加强调隐私保护。美国则相对更加市场化，强调个人数据的经济价值，采取分散立法模式，监管上强调结合行业自律。

美欧在个人信息保护方面的立法分歧本质上是大数据产业利益之争和国家安全权衡（张平，2017)。我国当前及未来一段时间将处于“数据净输出国”地位，无论是基于国情的司法角度考虑，还是跨境数据流通的国家安全考虑，目前可重点参考欧盟模式，当发展成为大数据产业强国时再对个人信息保护进行市场化调整。在大数据时代，我国应平衡产业发展与个人信息保护的适度立法：①出台《隐私权法》，据此推进各行业大数据应用和发展，如美国基于《隐私权法》出台了HITECH (Health Information Technology for Economic & Clinical Health Act)，激励了医疗健康大数据长足发展(Vest & Gamm，2010)；②出台《个人信息保护法》，区分个人信息人格权与个人信息财产权，为促进大数据产业及人工智能产业发展，立法重点应放在个人基本人格权的保护和加工后个人信息数据财产权保护，以数据处理匿名化为基点，以数据的不可追溯为核心（张平，2017），兼顾个人信息自决权（自己的信息自己控制）；③《个人信息保护法》可包括（杨震、徐雷，2016）：个人信息定义、采集范围、使用规则、责任主体、使用授权、数据泄露行为及惩处、数据删除或被遗忘权、数据携带、数据时效、移动端（APP、自助终端等）特别保护、特殊人群保护等；④在监管层面上，国家可设立个人数据保护委员会，同时完善行业自律等。

（2）促进政府部门数据开放共享的法律法规。2008年我国出台了《政府信息公开条例》（以下简称《条例》），《条例》成为支撑我国政府数据开放的重要法律依据，因大数据到来的滞后性等原因，条例对大数据开放认识存在偏差和应对不足，也并未对政府信息再利用起到显著推动作用（肖卫兵，2015）。

归纳来看，《条例》存在一些设计缺陷：①适宜公开的数据定义过于狭窄和保守，《条例》第2条对政府信息进行了明确限定，即一项政府信息的构成需至少具备三个条件：该信息由行政机关所拥有、必须是在履行职责过程中制作或者获取、以一定形式记录和保存，实际执行中出现了数据主动公开的广度和深度不足情况；②我国虽然采用了主动公开（翁列恩、李幼芸，2016）（国外数据公开法已经开始从过去的强调被动公开向强调主动公开转变），但公开目录编制及标准不明确，整体可操作性不强；③《条例》立法层级在《保守国家秘密法》等法律之下（翁列恩、李幼芸，2016），对第三方信息进行了过度保护，第14条当中“国家秘密、商业秘密和个人隐私”都属于例外，即一旦被请求的信息属于该例外类别，该申请就应被拒绝（肖卫兵，2010），实践过程中该例外被扩大适用，显著抑制了高价值、强需求的数据开放共享；④缺乏对政府信息再利用的明确安排，使申请人即使获得了相关政府信息，也无权进行再利用等。《条例》需要尽快进行完善，重点改进可以考虑：以公开是否会对所涉及的例外信息造成损害为标准优化政府信息公开例外规定，完善能适应大数据时代的主动公开规定，提升数据二次利用的可操作性，建立主动公开和依申请公开之间的转换，扩大政府信息公开的范围等。对我国来说，当前正是利用大数据这一新技术加速推进政府信息公开的最佳时机，从立法、修法出发，是最便捷、最有效的一种方式（闫建、高华丽，2015）。通过法律与法规，规范、引导、制约大数据产业发展中的关系与活动，为大数据产业发展提供保障（朝乐门等，2016）。

（3）规范企业商业化行为的大数据交易法律法规。原始数据、组合数据和加工数据均具有财产属性，符合一般财产权特点，可以作为标的进行商事交易（张敏、朱雪燕，2018）。目前我国大数据交易存在的不规范乱象及数据黑市等暴露出国内相关数据交易法律明显缺失（石丹，2018；史宇航，2016）。在大数据交易法律关系中，三类核心主体包括数据买方、数据卖方、数据交易中介（张敏、朱雪燕，2018），三者通过数据交易信息化平台完成交易。大数据交易法律法规应重点界定大数据交易主体（主体资格、主体权责利、主体范围、主体扩充）、大数据交易客体（张敏、朱雪燕，2018）（原始数据、组合数据、加工数据、数据产品或衍生品；个人数据、企业数据、政府数据）、大数据权属及知识产权保护（秦珂，2015）、大数据交易质量标准（合法性、真实性、准确性、安全性）、大数据交易规则、交易安全及跨境数据流动、大数据交易监管（交易成本、交易公平、安全保护、隐私保护、惩处追责）。

6.5　本章小结

本书匹配治理框架的方法论由认知、准则、工具、模型及示例等多维度组成，方法论的获得来自多个途径：①依据既有研究相关理论体系的拓展；②依靠个人经验及专家咨询的输出；③利用文献中学术观点的指导；④依据政府政策文件支撑；⑤基于典型案例分析时大数据治理实践的启发等。

如表6.1所示，本章医疗健康大数据社会环境治理相关方法论得出，对应的研究方法及研究结果进行了归纳。以大数据开放交易为例说明，本章得出了治理认知10，采用的是研究方法为③、④，即利用文献中学术观点的指导、依据政府政策文件支撑。

表6.1　医疗健康大数据社会环境治理方法论归纳

治理元素		认知		准则	工具	模型	示例
大数据战略规划	研究方法	②、④	④				
	研究结果	8	9				
大数据开放交易	研究方法	③、④					④、⑤（国家）
	研究结果	10					10
大数据产业扶持	研究方法	③、④	③、④				③、④
	研究结果	11	12				11
大数据法律法规	研究方法			②、③、④			
	研究结果			17			

基于第3章形成的大数据治理框架，本章继续从社会环境治理角度进行研究。社会环境治理包括大数据战略规划、大数据开放交易、大数据产业扶持、大数据法律法规。本章研究体现了宏观影响不仅对医疗健康行业的大数据治理有影响，对其他行业也有影响和借鉴。截至本章，本书所匹配治理框架实施的方法论，包括12项认知、17项准则、5项工具、2项模型及11项示例。

参考文献

[1] Aiken P H. Experience: Succeeding at Data Management - BigCo Attempts to Leverage Data [J]. Journal of Data and Information Quality, 2016 (7): 1-35.

[2] Alhassan I, Sammon D, Daly M. Data Governance Activities: An Analysis of the Literature [J]. Journal of Decision Systems, 2016 (25): 64-75.

[3] Amalia R, Tucker C. Privacy Protection and Technology Diffusion: The Case of Electrconic Medical Records [J]. Management Science, 2009, 55 (7): 1077-1093.

[4] Ballantyne A, Stewart C. Big Data and Public - Private Partnerships in Healthcare and Research [J]. Asian Bioethics Review, 2019, 11 (7): 1-12.

[5] Barrett M, Humblet O, Hiatt R A, Adler N E. Big Data and Disease Prevention: From Quantified Self to Quantified Communities [J]. Big Data, 2013, 3 (1): 168-175.

[6] Barroso L A, Hölzle U. The Datacenter as a Computer: An Introduction

to the Design of Warehouse – Scale Machines [J] . Synthesis Lectures on Computer Architecture, 2009, 4 (1): 100 – 108.

[7] Baumer D, Earp J B, Payton F C. Privacy of Medical Records: IT Implications of HIPAA [J] . Computers and Society, 2000, 30 (4): 40 – 47.

[8] Bhansali N. Data Governance: Creating Value from Information Assets [M] . Boca Raton: CRC Press, 2013.

[9] Birov O. Organization of a Data Governance Section within a Traditional Health Information Management Department [D] . Minnesota: The College of St. Scholastica, 2013.

[10] Bourne P. What Big Data Means to Me [J] . Journal of the American Medical Informatics Association: JAMIA, 2014, 21 (2): 194.

[11] Bradley K, Melinda C, Cral S. Hipaa, Privacy and Organizational Change: A Challenge for Management [J] . Computers and Society, 2007, 37 (1): 12 – 17.

[12] Bronnert J, Clark J, Cassidy B, et al. Data Quality Management Model (Updated) [J] . Journal of AHIMA, 2012, 83 (7): 62 – 67.

[13] Buxton B, Hayward V, Person I. Big Data: The Next Google [J]. Nature, 2008, 455 (7209): 8 – 9.

[14] Cao N, Wang C, Li M, et al. Privacy – preserving Multi – keyword Ranked Search over Encrypted Cloud Data [J] . IEEE Transactions on Parallel and Distributed Systems, 2014, 25 (1): 222 – 233.

[15] Chawla N. Bringing Big Data to Personalized Healthcare: A Patient – centered Framework [J] . Journal of General Internal Medicine, 2013, 28 (3): S660 – S665.

[16] Chen D, Hong Z. Data Security and Privacy Protection Issues in Cloud Computing [J] . IOSR Journal of Computer Engineering, 2014, 16 (1): 39 -44.

[17] Corporation I. USA: IBM Corporation [Z] . 2007.

[18] Cuggia M, Combes S. The French Health Data Hub and the German Medical Informatics Initiatives: Two National Projects to Promote Data Sharing in Healthcare [J] . Yearbook of Medical Informatics, 2019, 28 (1): 195 -202.

[19] Curtis L. Four Health Data Networks Illustrate the Potential for a Shared National Multipurpose Big - data Network [J] . Health Affairs, 2014, 33 (7): 1178 -1186.

[20] Cyranoski D. China Embraces Precision Medicine on a Massive Scale [J] . Nature, 2016, 529 (7584): 9 -10.

[21] DAMA (INTERNATIONAL) . The DAMA Guide to the Data Management Body of Knowledge 1st Edition [M] . USA: Technics Publications, 2009.

[22] Davenport T. Big Data at Work: Dispeling the Myths, Uncovering the Opportunities [M] . Boston: Harvard Busines Review Press, 2014.

[23] Deshpande P, Rasin A, Furst J, et al. DiiS: A Biomedical Data Access Framework for Aiding Data Driven Research Supporting FAIR Principles [J]. Data, 2019, 4 (2): 54.

[24] Dorey C M, Baumann H, Biller - Andorno N. Patient Data and Patient Rights: Swiss Healthcare Stakeholders' Ethical Awareness Regarding Large Patient Data Sets—A Qualitative Study [J] . BMC Medical Ethics, 2018, 19 (1): 20.

[25] Earley S. Presentation 1. Information Governance in the Age of Big Data [C] . Proceedings of the 2014 IT Professional Conference Challenges in Informa-

tion Systems Governance, 2014.

[26] Eckhoff D, Sommer C. Driving for Big Data? Privacy Concerns in Vehicular Networking [J]. IEEE Security & Privacy, 2014, 12 (1): 77-79.

[27] Emam K, Jonker E, Arbuckle L, et al. A Systematic Review of Reidentification Attacks on Health Data [J]. PloS One, 2011, 6 (12): e28071.

[28] Fisher T. Data Monitoring: Add Controls to Your Data Governance and Compliance Programs [J]. Business Intelligence Journal, 2006 (11): 51-57.

[29] Fu X, Wojak A, Neagu D, et al. Data Governance in Predictive Toxicology: A Review [J]. Journal of Cheminformatics, 2011, 3 (1): 1-16.

[30] Gantz J, Reinsel D. 2011 Digital Universe Study: Extracting Value from Chaos [C]. IDC Go-to-Market Service, 2011.

[31] Griffin J. Four Critical Principles of Data Governance Success [J]. Information Management, 2010, 20 (1): 29-30.

[32] Gritzalis S, Lambrinoudakis C, Lekkas D, et al. Technical Guidelines for Enhancing Privacy and Data Protection in Modern Electronic Medical Environments [J]. IEEE Transactions on Information Technology in Biomedicine, 2005, 9 (3): 413-423.

[33] Hammond W, Bailey C, Boucher P. Connecting Information To Improve Health [J]. Health Affairs, 2010, 29 (2): 284-288.

[34] Hansen M, Mironshatz T, Lau A, et al. Big Data in Science and Healthcare: A Review of Recent Literature and Perspectives [J]. Yearbook of Medical Informatics, 2014, 9 (1): 21-26.

[35] Heitmueller A, Henderson S, Warburton W, et al. Developing Public Policy to Advance the Use of Big Data in Health Care [J]. Health Aff (Project

Hope), 2014, 33 (9): 1523 – 1530.

[36] Hilbert M, Lopez P. The World's Technological Capacity to Store, Communicate, and Compute Information [J]. Science, 2011, 332 (6025): 60 – 65.

[37] Hohnloser J H, Fischer M R G, König A, et al. Data Quality in Computerized Patient Records: Analsis of a Haematology Biopsy Report Database [J]. International Journal of Clinical Monitoring and Computing, 1994, 11 (4): 233 – 240.

[38] Holt V, Ramage M, Kear K, et al. The Usage of Best Practices and Procedures in the Database Community [J]. Information Systems, 2015 (49): 163 – 181.

[39] Horne N. Information As an Asset—The Board Agenda [J]. Computer Audit Update, 1995 (9): 5 – 11.

[40] Hyeon N, Kyoo – Sung N. A Study on the Efective Approaches to Big Data Planing [J]. Journal of Digital Convergence, 2015, 13 (1): 227 – 235.

[41] Institute D G. USA: DGI [R]. 2009.

[42] Jee K, Kim G. Potentiality of Big Data in the Medical Sector: Focus on How to Reshape the Healthcare System [J]. Healthc are Informatics Research, 2013, 19 (2): 79 – 85.

[43] Khan M, Shah S. Data and Information Visualization Methods, and Interactive Mechanisms: A Survey [J]. International Journal of Computer Applications, 2011, 34 (1): 1 – 14.

[44] Khatri V, Brown C. Designing Data Governance [J]. Communications of the ACM, 2010, 53 (1): 148 – 152.

[45] Kim G, Trimi S, Chung J. Big – data Applications in the Government Sector [J] . Communications of the ACM, 2014, 57 (3): 78 – 85.

[46] Kooper M, Maes R, Lindgreen E. On the Governance of Information: Introducing a New Concept of Governance to Support the Management of Information [J] . International Journal of Information Management, 2011, 31 (3): 195 – 200.

[47] Kosseim P. Privacy Protection and Public Goods: Building a Genetic Database for Health Research in Newfoundland an Labrador [J] . Journal of the American Medical Informatics Association, 2013, 20 (1): 38 – 43.

[48] Ladley J. Data Governance: How to Design, Deploy, and Sustain an Effective Data Governance Program [M] . Wobrun, Mass: Newnes Press, 2012.

[49] Lee J, Kao H, Yang S. Service Innovation and Smart Analytics for Industry 4. 0 and Big Data Environment [J] . Procedia CIRP, 2014 (16): 3 – 8.

[50] Leslie D. Understanding Artificial Intelligence Ethics and Safety [R]. Public Policy Programme, 2019.

[51] Luna D, Mayan J, Garcia M, et al. Challenges and Potential Solutions for Big Data Implementations in Developing Countries [J] . Yearbook of Medical Informatics, 2014, 9 (1): 36 – 41.

[52] Lysaght T, Lim H Y, Xafis V, Ngiam K Y. AI – Assisted Decision – making in Healthcare [J] . Asian Bioethics Review, 2019, 11 (3): 299 – 314.

[53] Manyika J, Chui M, Brown B, et al. Big Data: The Next Frontier for Innovation, Competition, and Productivity [C] . MacKinsey Global Institute, 2011.

[54] Marx V. The Big Challenges of Big Data [J] . Nature, 2013 (498):

255 – 260.

[55] McAfee A, Brynjolfsson E, Davenport T, et al. Big Data: The Management Revolution [J]. Harvard Business Review, 2012, 90 (10): 61 – 67.

[56] Meslin E. Shifting Paradigms in Health Services Research Ethics [J]. Journal of General Internal Medicine, 2006, 21 (3): 279 – 280.

[57] Moon J. A Study on the Concept of Personal Data [J]. Public Law, 2014, 42 (3): 53 – 77.

[58] Newman D, Friedman T, Logan D. Overview: Governance is an Essential Building Block for Enterprise Information System [R]. Gartner Research, 2006.

[59] Otto B. Organizing Data Governance: Findings from the Telecommunications Industry and Consequences for Large Service Providers [J]. Communications of the Association for Information Systems, 2011, 29 (3): 45 – 66.

[60] Overpeck J T, Meehl G A, Bony S. Climate Data Challenges in the 21st Century [J]. Science, 2011, 331 (6018): 700 – 702.

[61] Panian Z. Some Practical Experiences in Data Governance [J]. World Academy of Science, Engineering and Technology Management, 2010 (62): 939 – 946.

[62] Phillips B, Welch E. Challenges for Developing RHIOs in Rural America: A Study in Appalachian Ohio [J]. Healthc Inf Manag J, 2007, 21 (3): 37 – 43.

[63] Powell J, Buchan I. Electronic Health Records Should Support Clinical Research [J]. Journal of Medical Internet Research, 2005, 7 (1): e4.

[64] Ray P, Wimalasiri J. The Need for Technical Solutions for Maintaining

the Privacy of EHR [R] . The 28th Annual International Conference of the IEEE Engineering in Medicine and Biology Society, 2006: 4686 -4689.

[65] Rivera D R, Gokhale M N, Reynolds M W, et al. Linking Electronic Health Data in Pharmacoepidemiology: Appropriateness and Feasibility [J]. Pharmacoepidemiology and Drug Safety, 2020, 29 (1): 18 -29.

[66] Rumbold J, Pierscionek B K. What Are Data? A Categorization of the Data Sensitivity Spectrum [J] . Big Data Research, 2018, 12 (1): 49 -59.

[67] Sanders D. 7 Essential Practices for Data Governance in Healthcare, Health Catalyst [EB/OL] . HealthCatalyst, http: //www. healthcatalyst. com/healthcare - data - governance - practices, 2016 -10 -31.

[68] Soonduck Y, Kwangdon C. Research on Development Stage of Service Model in Big Data Industry [J] . Computer Science and Its Applications, 2015, 330 (7): 545 -554.

[69] Sukumar S R, Natarajan R, Ferrell R K. Quality of Big Data in Health Care [J] . International Journal of Health Care Quality Assurance, 2015, 28 (6): 621 -634.

[70] Tallon P. Corporate Governance of Big Data: Perspectives on Value, Risk, and Cost [J] . Computer, 2013, 46 (6): 32 -38.

[71] Thomas C. Privacy, Information Technology, and Health Care [J]. Communication of the ACM, 1997, 40 (8): 93 -100.

[72] Thomas G. Alpha Males and Data Disaster [M] . Orlando: Brass Cannon Press, 2006.

[73] Tse D, Chow C K, Ly T P, et al. The Challenges of Big Data Governance in Healthcare [C] . Proceedings of the IEEE International Conference on

IEEE International Conference on Trust, 2018.

[74] Vest J R, Gamm L D. Health Information Exchange: Persistent Challenges and New Strategies [J] . Journal of the American Medical Informatics Association, 2010, 17 (3): 288 -294.

[75] Wang R. A Product Perspective on Total Data Quality Management [J]. Communications of the ACM, 1998, 41 (2): 58 -65.

[76] Watson P. Health Information Management in Australia: A Brief History of the Profession and the Association [J] . HIM J, 2008, 37 (2): 40 -46.

[77] Weber K, Otto B, Österle H. One Size Does Not Fit All: A Contingency Approach to Data Governance [M] . Journal of Data and Information Quality, 2009, 1 (1): 1 -27.

[78] Weill P, Ross J. A Matrixed Approach to Designing IT Governance [J] . MIT Solan Management Review, 2005, 46 (2): 26 -34.

[79] Weir C. Direct Text Entry in Electronic Progress Notes: An Evaluation of Input Errors [J] . Methods of Information in Medicine, 2003, 42 (1): 61 -67.

[80] Winter J S, Davidson E. Investigating Values in Personal Health Data Governance Models [R] . Proceedings of the 23rd Americas Conference on Information Systems, 2017.

[81] Winter J S, Davidson E. Big Data Governance of Personal Health Information and Challenges to Contextual Integrity [J] . The Information Society, 2019, 35 (1): 36 -51.

[82] Wyatt J. Knowledge for Clinicians 10: Management of Explicit and Tacit Knowledge [J] . J R Soc Med, 2001 (94): 6 -9.

[83] Wyatt J, Liu J. Basic Concepts in Medical Informatics [J] . British

Medical Journal, 2002, 56 (11): 808 - 812.

[84] Xafis V, Schaefer G O, Labude M K, et al. An Ethics Framework for Big Data in Health and Research [J] . Asian Bioethics Review, 2019, 11 (3): 227 - 254.

[85] Yan Y, Li Q, Zhang X J, Wang L. A Home - based Health Information Acquisition System [J] . Health Informaiton Science and System, 2013 (1): 1 - 12.

[86] Yip W, Hsiao W. Harnessing the Privatisation of China's Fragmented Health - care Delivery [J] . The Lancet, 2014, 384 (9945): 805 - 818.

[87] Zheng R. National Estimates of Cancer Prevalence in China [J]. Cancer Letter, 2016, 370 (1): 33 - 38.

[88] Zhu J, Protti D. National Health Information Management/Information Technology Strategies in Chinese Hong Kong, Chinese Taiwan and Singapore [J]. Stud Health Technol Inform, 2009 (143): 122 - 128.

[89] 김혜진, 이명호. A Study on the Policy Trends for the Revitalization of Medical Big Data Industry [J] . 디지털융복합연구, 2020 (18): 325 - 340.

[90] Mather T, Kumaraswamy S, Latif S. 云计算安全与隐私 [M] . 刘戈舟，杨译明，刘宝旭译. 北京：机械工业出版社，2011.

[91] 包冬梅，范颖捷，李鸣. 高校图书馆数据治理及其框架 [J] . 图书情报工作，2015，59 (18)：134 - 141.

[92] 薄文广，张琪，刘仪梅. 贵州大数据产业发展经验分析及对山西的借鉴 [J] . 环渤海经济瞭望，2017 (11)：77 - 81.

[93] 蔡佳慧，张涛，宗文红. 医疗大数据面临的挑战及思考 [J] . 中国卫生信息管理杂志，2013，10 (4)：292 - 295.

［94］蔡佳慧，张涛，宗文红．基于云计算的医疗大数据系统架构研究［J］．电脑知识与技术，2016（7）：21－23.

［95］曹凌．大数据创新：欧盟开放数据战略研究［J］．情报理论与实践，2013，36（4）：118－122.

［96］朝乐门，马广惠，路海娟．我国大数据产业的特征分析与政策建议［J］．情报理论与实践，2016，39（10）：5－10.

［97］陈昌凤，虞鑫．大数据时代的个人隐私保护问题［J］．新闻与写作，2014（6）：44－46.

［98］陈鹤群．健康医疗大数据发展应用的思考［J］．医学信息学杂志，2016（2）：2－8.

［99］陈健．我国大数据技术发展的政策体系研究［D］．昆明：云南师范大学硕士学位论文，2017.

［100］陈涛，李明阳．数据开放平台建设策略研究——以武汉市政府数据开放平台建设为例［J］．电子政务，2015，151（7）：46－52.

［101］陈为．大数据可视化与可视分析［J］．金融电子化，2015（11）：62－65.

［102］陈之常．应用大数据推进政府治理能力现代化——以北京市东城区为例［J］．中国行政管理，2015（2）：38－42.

［103］程刚，李敏．企业大数据能力培育机制研究［J］．现代情报，2014，34（3）：7－11.

［104］程学旗，靳小龙，杨婧等．大数据技术进展与发展趋势［J］．科技导报，2016，34（14）：49－58.

［105］春增军．信息资源规划及其在管理体系中的应用［J］．情报科学，2009，27（4）：602－605.

[106] 迪莉娅. 我国大数据产业发展研究 [J]. 科技进步与对策, 2014a, 31 (4): 56-60.

[107] 迪莉娅. 国外政府数据开放研究 [J]. 图书馆论坛, 2014b (9): 86-94.

[108] 冯登国, 张敏, 李昊. 大数据安全与隐私保护 [J]. 计算机学报, 2014, 37 (1): 246-258.

[109] 冯汉超, 周凯东. 分布式系统下大数据存储结构优化研究 [J]. 河北工程大学学报, 2014, 31 (4): 69-73.

[110] 冯芷艳, 郭迅华, 曾大军等. 大数据背景下商务管理研究若干前沿课题 [J]. 管理科学学报, 2013, 16 (1): 1-9.

[111] 甘绮翠. 大数据能力的关键影响因素 [J]. 销售与市场, 2013 (4): 22.

[112] 高汉松. 主要发达国家医疗健康大数据政策分析 [J]. 中华医学图书情报杂志, 2015 (10): 13-17.

[113] 高伟. 数据资产管理 [M]. 北京: 机械工业出版社, 2016.

[114] 高昭昇, 刘延芳, 刘骏峰等. 区域卫生信息资源规划研究 [J]. 中华医院管理杂志, 2011, 27 (5): 378-380.

[115] 工业和信息化部电信研究院. 大数据白皮书 [M]. 北京: 工业和信息化部电信研究院, 2014.

[116] 顾立平. 数据治理——图书馆事业的发展机遇 [J]. 中国图书馆学报, 2016, 225 (42): 1-17.

[117] 顾荣. 大数据处理技术与系统研究 [D]. 南京: 南京大学博士学位论文, 2016.

[118] 郭琨, 李建平. 金融大数据标准规范体系比较研究 [J]. 大数

据，2017（1）：12－18.

［119］韩晶．大数据服务若干关键技术研究［D］．北京：北京邮电大学博士学位论文，2013.

［120］何军．国内外医疗大数据资源共享比较研究［J］．情报资料工作，2016（3）：63－67.

［121］何培育，王潇睿．我国大数据交易平台的现实困境及对策研究［J］．现代情报，2017，37（8）：98－105.

［122］胡建平，汤学军，曲建明．健康档案标准符合性测试方法研究［J］．中国数字医学，2013，8（7）：32－34.

［123］胡刃锋，王一凡．美英政府大数据建设应用研究及启示［J］．前沿，2016，393（7）：78－83.

［124］黄小龙．综合性医院大数据需求分析与应用模式研究［D］．重庆：第三军医大学硕士学位论文，2017.

［125］黄尤江，贺莲，苏焕群等．医疗大数据的应用及其隐私保护［J］．中华医学图书情报杂志，2015，24（9）：43－45.

［126］黄云，周敏，王玉卓等．从电子病历的发展历程谈医疗安全管理中的风险管理［J］．中国医院管理，2007（10）：53－55.

［127］金小桃．健康医疗大数据［M］．北京：人民卫生出版社，2018.

［128］［美］劳伦斯·莱斯格．代码 2.0：网络空间中的法律［M］．李旭，沈伟伟译．北京：清华大学出版社，2009.

［129］乐云，郑威，余文德．基于 Cloud－BIM 的工程项目数据管理研究［J］．工程管理学报，2015，29（1）：91－96.

［130］李冬，万磊，费建章．大数据治理中的安全问题研究［J］．信

息与电脑，2017（6）：192－193.

［131］李锋．面向数据挖掘的隐私保护方法研究［D］．上海：上海交通大学博士学位论文，2008.

［132］李国栋．大数据时代背景下的医学信息化发展前景［J］．硅谷，2013，139（19）：7－8.

［133］李国杰，程学旗．大数据研究：未来科技及经济社会发展的重大战略领域［J］．中国科学院院刊，2012，27（6）：647－657.

［134］李雷．大数据环境下数据存储与查询的研究［D］．哈尔滨：哈尔滨工业大学硕士学位论文，2014.

［135］李朋．大数据环境下医疗数据隐私保护面临的挑战及相关技术梳理［J］．电子技术与软件工程，2014（16）：51－53.

［136］李谦，白晓明，张林等．供电企业数据资产管理与数据化运营［J］．华东电力，2014，42（3）：487－490.

［137］李泉，刘延芳，刘骏峰等．区域卫生信息资源规划的总体设计［J］．中华医院管理杂志，2011，27（5）：381－383.

［138］李睿深，绿珊珊，梁智昊．美国大数据治理的中国启示［J］．科技中国，2017（10）：23－29.

［139］李升阳．大数据时代隐私保护研究［D］．南京：南京大学硕士学位论文，2015.

［140］李维安，王德禄．IT 治理及其模型的比较分析［J］．首都经济贸易大学学报，2005（5）：44－48.

［141］李伟宏．面向医疗信息管理系统的云存储技术研究与实现［D］．广州：华南理工大学硕士学位论文，2012.

［142］李文娟，刘桂锋，卢章平．基于专利分析的我国大数据产业技

术竞争态势研究［J］．情报杂志，2015，34（7）：65－70.

［143］李亚子，田丙磊，张爱芸．国内外卫生信息标准符合性测试工作对比及启示［J］．医学信息学杂志，2015，36（1）：9－13.

［144］李永欢．广东省医疗大数据建设中的政府作用研究［D］．南宁：广西师范大学硕士学位论文，2015.

［145］李岳峰．卫生大数据的分析框架与技术［J］．科学通报，2015，60（25）：2396－2403.

［146］李志强，康立军，王文翠．面向医疗信息的大数据安全管理策略探究［J］．计算机安全，2014（4）：84－86.

［147］栗茜．网络新闻侵权隐私权的法律规制探讨［J］．总裁，2009（7）：158－159.

［148］梁吉业，冯晨娇，宋鹏．大数据相关分析综述［J］．计算机学报，2016，39（1）：1－15.

［149］梁芷铭．大数据治理：国家治理能力现代化的应有之义［J］．吉首大学学报（社会科学版），2015，36（2）：34－41.

［150］林丽，邹长青．美国新医改推进医疗信息化对我国的启示：基于《美国复兴与再投资法案》的分析［J］．中国卫生事业管理，2012，29（1）：7－9.

［151］刘朝阳．大数据定价问题分析［J］．图书情报知识，2016，169（1）：57－64.

［152］刘芳．大数据时代的医院数据平台建设［J］．中国医院，2014（1）：15－17.

［153］刘俊涛．基于中国企业的 IT 治理框架研究［D］．西安：西安科技大学硕士学位论文，2013.

[154] 刘勘，周晓峥，周洞汝．数据可视化的研究与发展 [J]．计算机工程，2002，28 (8)：1 - 2.

[155] 刘宁，郑曦，宋春雷．大数据时代居民电子健康档案数据采集设计 [J]．医学信息学杂志，2014，35 (11)：8 - 12.

[156] 刘为勇．基于健康云平台的大数据分析服务方法 [D]．大连：大连理工大学硕士学位论文，2017.

[157] 刘伟．大数据时代下程序化交易研究现状及风险监测方案探讨 [J]．当代经济管理，2015，37 (12)：65 - 68.

[158] 刘晓娟，尤斌，张爱芸．基于微博数据的应用研究综述 [J]．情报杂志，2013，32 (9)：39 - 45.

[159] 刘鑫．基于云计算的健康档案的隐私保护研究 [D]．长沙：中南大学硕士学位论文，2014.

[160] 刘延芳．面向卫生领域的区域信息资源规划研究 [D]．武汉：华中师范大学硕士学位论文，2012.

[161] 刘英超．面向分布式的数据挖掘隐私保护方法研究 [D]．哈尔滨：哈尔滨工程大学硕士学位论文，2013.

[162] 刘玉．浅论大数据资产的确认与计量 [J]．商业会计，2014 (18)：3 - 4.

[163] 刘月星，张涛，宗文红．美国区域卫生信息化及有效使用电子健康档案的启示 [J]．中国医院管理，2014，34 (5)：79 - 80.

[164] 刘智慧，张泉灵．大数据技术研究综述 [J]．浙江大学学报（工学版），2014，48 (6)：957 - 972.

[165] 刘中华．宝能集团信息化组织架构优化研究 [D]．兰州：兰州大学硕士学位论文，2015.

［166］娄苗苗．电子健康档案数据标准化方法研究［D］．重庆：第四军医大学硕士学位论文，2013.

［167］陆晋军．基于区域健康信息平台的医疗大数据利用探索［J］．中国卫生信息管理杂志，2016（3）：290－294.

［168］栾亚建．分布式文件系统元数据管理研究与优化［D］．广州：华南理工大学硕士学位论文，2010.

［169］马朝辉，聂瑞华，谭昊翔等．大数据治理的数据模式与安全［J］．大数据，2016，2（3）：83－95.

［170］马费成，李纲．信息资源管理［M］．武汉：武汉大学出版社，2001.

［171］马丽明，黄少斌，黄国兴．区域卫生信息化建设应重视数据可用性［J］．现代医院，2012，12（1）：133－135.

［172］孟群．卫生信息化案例设计与研究［M］．北京：人民卫生出版社，2014a.

［173］孟群．区域人口健康信息化建设与发展［M］．北京：人民卫生出版社，2014b.

［174］孟小峰，慈祥．大数据管理：概念、技术与挑战［J］．计算机研究与发展，2013（1）：146－169.

［175］彭云．大数据环境下数据确权问题研究［J］．现代电信科技，2016，46（5）：17－20.

［176］齐韩．政府在大数据管理中存在的问题及对策研究［D］．沈阳：沈阳师范大学硕士学位论文，2017.

［177］秦珂．大数据法律保护摭谈［J］．图书馆学研究，2015（12）：98－101.

［178］渠世艳，蒋兴浩，孙锬锋等．基于目的管理的医疗信息系统隐私保护访问控制模型［J］．计算机应用与软件，2011，38（3）：74－76.

［179］任慧朋．医疗大数据环境下的健康信息分析方法［J］．中国医疗设备，2016，31（5）：173－177.

［180］［美］桑尼尔·索雷斯．大数据治理［M］．匡斌译．北京：清华大学出版社，2014.

［181］沈亚平，许博雅．“大数据”时代政府数据开放制度建设路径研究［J］．四川大学学报（哲学社会科学版），2014，194（5）：111－118.

［182］石丹．大数据时代数据权属及其保护路径研究［J］．西安交通大学学报（社会科学版），2018，38（3）：78－85.

［183］史宇航．个人数据交易的法律规制［J］．情报理论与实践，2016，39（5）：34－39.

［184］宋波，杨艳利，冯云霞．医疗大数据研究进展［J］．转化医学杂志，2016，5（5）：298－300.

［185］宋洁．基于SWOT模型的大数据在医疗领域应用分析［J］．中国医院，2016（3）：71－73.

［186］宋敏，覃正．国外数据质量管理研究综述［J］．情报杂志，2007，26（2）：7－9.

［187］苏锦梅，郭平．区域医疗网络案例研究——美国佛罗里达州健康信息网络素描［J］．中国数字医学，2007，2（7）：21－24.

［188］苏玉娟．大数据技术与高新技术企业数据治理创新——以太原高新区为例［J］．科技进步与对策，2016，33（6）：47－52.

［189］孙卫．对区域卫生信息平台进行功能分级的初步探讨［A］//中国卫生信息技术交流大会暨宁波智慧健康高层论坛［C］．宁波：中国卫生

信息管理杂志，2013：247 -249.

［190］谭磊．New Internet：大数据挖掘［M］．北京：电子工业出版社，2013.

［191］汤学军，董方杰，张黎黎．我国医疗健康信息标准体系建设建设实践与思考［J］．中国卫生信息管理，2016，13（1）：31 -36.

［192］童拿云．大数据时代的个人隐私保护［D］．上海：上海师范大学硕士学位论文，2015.

［193］万里鹏．非结构化到结构化数据转换的研究与实现［D］．成都：西南交通大学硕士学位论文，2013.

［194］汪鹏，吴昊，罗阳等．医疗大数据应用需求分析与平台建设构想［J］．中国医院管理，2015，35（6）：40 -42.

［195］汪晓文，曲思宇，张云晟．中、日、美大数据产业的竞争优势比较与启示［J］．图书与情报，2016（3）：67 -74.

［196］王静．基于 XML 的电子病历的数据安全机制研究［D］．西安：陕西师范大学硕士学位论文，2012.

［197］王梦萦．辽宁省医疗大数据建设过程中的问题及对策［D］．沈阳：沈阳师范大学硕士学位论文，2017.

［198］王平水，王建东．匿名化隐私保护技术研究进展［J］．计算机应用研究，2010，27（6）：2016 -2019.

［199］王乾．论大数据分析的方法论意义［D］．武汉：武汉科技大学硕士学位论文，2015.

［200］王融．关于大数据交易核心法律问题——数据所有权的探讨［J］．大数据，2015，2（1）：49 -55.

［201］王天梅，孙宝文，章宁等．IT 治理绩效影响因素分析：基于中国

电子政务实施的实证研究［J］．管理评论，2013，25（7）：28－37.

［202］王田绘．数据治理、大数据能力和集团管控关系的实证研究［D］．广州：广东工业大学硕士学位论文，2015.

［203］王武．数据清洗方法研究及工具设计［D］．上海：上海交通大学硕士学位论文，2009.

［204］王学颖．企业信息资源规划：ILEA 的研究与设计［D］．武汉：武汉大学博士学位论文，2010.

［205］王亚沙，赵俊峰．大数据技术标准建设需求与规划探讨［J］．信息技术与标准化，2015（9）：11－15.

［206］王艳军．区域卫生信息化建设中利益博弈与合作机制的研究［D］．太原：山西医科大学博士学位论文，2017.

［207］王艺，任淑霞．医疗大数据可视化研究综述［J］．计算机科学与探索，2017，11（5）：681－699.

［208］王宇德．企业大数据治理研究［J］．互联网天地，2014，12（1）：20－24.

［209］王忠．大数据时代个人数据隐私规制［M］．北京：社会科学文献出版社，2014.

［210］王忠．大数据时代个人数据交易许可机制研究［J］．理论月刊，2015（6）：131－135.

［211］［英］维克托·迈尔－舍恩伯格，肯尼思·库克耶．大数据时代：生活、工作与思维的大变革［M］．周涛译．杭州：浙江人民出版社，2013.

［212］魏萍，梁硕祁．大数据产业现状与趋势［J］．互联网经济，2016（5）：64－69.

［213］翁列恩，李幼芸．政务大数据的开放与共享：条件、障碍与基本准则研究［J］．经济社会体制比较，2016，184（2）：113－121.

［214］吴江．数据交易机制初探——新制度经济学的视角［J］．天津商业大学学报，2015，35（3）：3－8.

［215］吴素舫，柯平．我国文化大数据标准规范体系构建［J］．现代情报，2018，38（1）：25－30.

［216］吴小同．大数据环境下隐私保护及其关键技术研究［D］．南京：南京大学博士学位论文，2017.

［217］伍艳．论网络信息时代的“被遗忘权”——以欧盟个人数据保护改革为视角［J］．图书馆理论与实践，2013（11）：4－9.

［218］夏云．非结构化大数据存储系统安全性增强技术研究［D］．成都：电子科技大学硕士学位论文，2015.

［219］肖卫兵．论政府信息公开例外立法的类别［J］．情报理论与实践，2010（4）：41.

［220］肖卫兵．政府数据开放机制的建立和完善：结合《政府信息公开条例》谈起［J］．理论探讨，2015，185（4）：154－157.

［221］肖筱华，周栋．大数据技术及标准发展研究［J］．信息技术与标准化，2014（4）：34－38.

［222］谢华成，陈向东．面向云存储的非结构化数据存取［J］．计算机应用，2012，32（7）：1924－1928.

［223］邢小云．美国医疗信息隐私保护立法介绍与启示［J］．护理学杂志，2007（5）：72－74.

［224］许德泉，杨慧清．医疗大数据来了如何让“互联网＋”更惠民［J］．中国信息界，2016（4）：34－39.

[225] 许怀湘. 美国区域卫生信息化、国家卫生信息网和医疗改革 [J]. 中国数字医学, 2009, 4 (9): 87-88.

[226] 许文馨. 标准符合性测试的国内外比较及对比分析 [J]. 现代商贸工业, 2013 (1): 155-157.

[227] 许学标, 顾宁, 施伯乐. 半结构化数据模型及查询语言 [J]. 计算机研究与发展, 1998, 35 (10): 896-901.

[228] 薛以锋, 顾广隶, 赵伯诚. 基于元数据文件存储的医疗大数据平台研究与实现 [J]. 中国数字医学, 2015, 10 (10): 73-75.

[229] 闫建, 高华丽. 发达国家大数据发展战略的启示 [J]. 理论探索, 2015, 211 (1): 91-94.

[230] 闫军玲, 李楠, 杜小加等. 穿戴式移动医疗技术在远程医疗中的应用研究进展综述 [J]. 中国数字医学, 2013 (5): 105-108.

[231] 颜延, 秦兴彬, 樊建平等. 医疗健康大数据研究综述 [J]. 科研信息化技术与应用, 2014, 5 (6): 3-16.

[232] 杨吉江, 许有志, 王青等. 面向医疗信息的数据隐私保护技术综述 [J]. 中国数字医学, 2010, 5 (8): 50-54.

[233] 杨琪, 龚南宁. 我国大数据交易的主要问题及建议 [J]. 大数据, 2015, 1 (2): 38-48.

[234] 杨瑞仙, 毛春蕾, 左泽. 我国政府数据开放平台建设现状与发展对策研究 [J]. 情报理论与实践, 2016, 39 (6): 27-31.

[235] 杨震, 徐雷. 大数据时代我国个人信息保护立法研究 [J]. 南京邮电大学学报 (自然科学版), 2016, 36 (2): 1-9.

[236] 姚山虎, 罗爱静, 冯麟. 国外医学大数据研究进展及其启示 [J]. 医学信息学杂志, 2016, 37 (2): 16-21.

［237］于广军，杨佳泓．医疗大数据［M］．上海：上海科学技术出版社，2015.

［238］于浩．大数据时代政府数据管理的机遇、挑战与对策［J］．中国行政管理，2015（3）：127－130.

［239］俞国培，包小源，黄新霆．医疗健康大数据的种类、性质及有关问题［J］．医学信息学杂志，2014，35（6）：9－12.

［240］曾凯．大数据治理框架体系研究［J］．信息系统工程，2016（11）：130－131.

［241］张杰．政府信息公开制度论［M］．长春：吉林大学出版社，2008.

［242］张敏，朱雪燕．我国大数据交易的立法思考［J］．学习与实践，2018（7）：60－70.

［243］张明英，潘蓉．《数据治理白皮书》国际标准研究报告要点解读［J］．信息技术与标准化，2015（6）：54－57.

［244］张宁，袁勤俭．数据质量评价述评［J］．情报理论与实践，2017，40（10）：135－139.

［245］张宁，袁勤俭．数据治理研究述评［J］．情报杂志，2017，36（5）：129－134.

［246］张平．大数据时代个人信息保护的立法选择［J］．北京大学学报（哲学社会科学版），2017，54（3）：143－151.

［247］张群．大数据标准化现状及标准研制［J］．信息技术与标准化，2015（7）：23－26.

［248］张群，吴东亚，赵菁华．大数据标准体系［J］．大数据，2017，3（4）：11－19.

［249］张绍华，潘蓉，宗宇伟．大数据治理与服务［M］．上海：上海科学技术出版社，2016.

［250］张新宝．从隐私到个人信息：利益再衡量的理论与制度安排［J］．中国法学，2015（3）：38－59.

［251］张一鸣．数据治理过程浅析［J］．中国信息界，2012，225（9）：15－17.

［252］张勇进，王璟璇．主要发达国家大数据政策比较研究［J］．中国行政管理，2014，12（354）：113－117.

［253］张振．医疗大数据及其面临的机遇与挑战［J］．医学信息学杂志，2014（6）：2－8.

［254］张志刚，杨栋枢，吴红侠．数据资产价值评估模型研究与应用［J］．现代电子技术，2015，38（20）：44－47.

［255］赵国屏．从人类基因组研究到精准医学（临床－健康）实践［R］．池州：首届健康中国论坛，2016.

［256］赵新蓉．在健康数据助推健康产业发展环境下医疗数据安全开放应用框架研究［D］．北京：中国医学科学院阜外医院硕士学位论文，2017.

［257］郑大庆，范颖捷，潘蓉．大数据治理的概念与要素探析［J］．科技管理研究，2017，37（15）：200－205.

［258］郑大庆，黄丽华，张成洪等．大数据治理的概念及其参考架构［J］．研究与发展管理，2017，29（4）：65－72.

［259］郑英豪．大数据资产管理体系初探［J］．新会计，2015，83（11）：34－37.

［260］周光华．信息化建设中医疗大数据现状［J］．中华医学图书情

报杂志，2013（11）：48－51.

［261］周汉华．个人信息保护前沿问题研究［M］．北京：法律出版社，2006.

［262］周建文．大数据环境中的医疗数据隐私保护［J］．中国管理信息化，2015，18（4）：51.

［263］周文泓．加拿大联邦政府开放数据分析及其对我国的启示［J］. 图书情报知识，2015，164（2）：106－114.

［264］周耀林，赵跃．大数据资源规划研究框架的构建［J］．图书情报知识，2017，4（178）：59－70.

［265］邹盼．大数据技术背景下的隐私问题思考［D］．武汉：武汉科技大学硕士学位论文，2016.